介護で役立つ 早引き 急変対応マニュアル

編著
看護師・保健師・介護支援専門員
大瀧厚子

X-Knowledge

はじめに

さまざまな疾患をかかえている高齢者の場合、その症状はいつ急変しても不思議ではありません。しかも、転倒や転落によるけがや骨折、誤《ご》嚥《えん》など生活行為の中にも事故が発生するリスクは決して少なくありません。

介護現場における緊急対応の中で介護職に求められるのは、利用者の小さな変化も見逃さず、異変が起こった際には迅速かつ適切に医療職（医師、看護師）に引き継ぐことです。さらに、対応できる範囲は限られるものの、一次救命の実施も迅速かつ適切に行わなければなりません。

しかしながら実際の介護現場では、介護職の医療面での専門知識や技術、さらには緊急対応の経験にも大きなばらつきがあり、いざというときに一刻を争うような救命措置が取れなかったり、医療職との連携が十分に取れなかったりすることもあります。これでは、医療知識に基づいた適切な対応がなされなかったと、訴訟に発展することも起こりえます。

そのため本書では、何か緊急対応が必要となるエピソードが起きたときに、まず「どこを見て」「何をするか」にポイントを置いてまとめました。

いつでも持ち運べるようコンパクトにするため、ポイントをしぼってまとめています。すべてを網羅しているものではありませんが、本書が介護職と医療職のかけ橋になり、「いざ」というときに役立つことを願っています。

大瀧厚子

目次

2章 容体急変時の対応

3章 事故・けがの緊急対応

4章 高齢者からの訴えに対応する

5章 急変対応の心がまえと知識

編集／株式会社童夢　イラスト／パント大吉　執筆協力／高橋裕子　校正／くすのき舎
装幀・本文デザイン／松田行正＋山田知子　DTP／ニシ工芸株式会社

本書の使い方と特長

1章 フローチャートの使い方

何か急変が起こったとき、まず見てほしいのが、このフローチャート。生命にかかわる急変、起こりがちな急変を集めています。

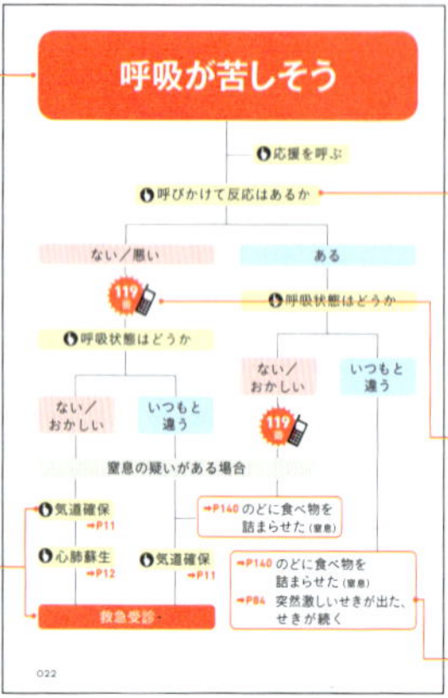

急変時の症状別にフローチャートを作成しました

は、確認すべきことややるべきことです

119番のときはすみやかに119番通報しましょう

気道確保、心肺蘇生などやるべきことと対応ページを示しています

応急処置をする場合の対応ページを示しています

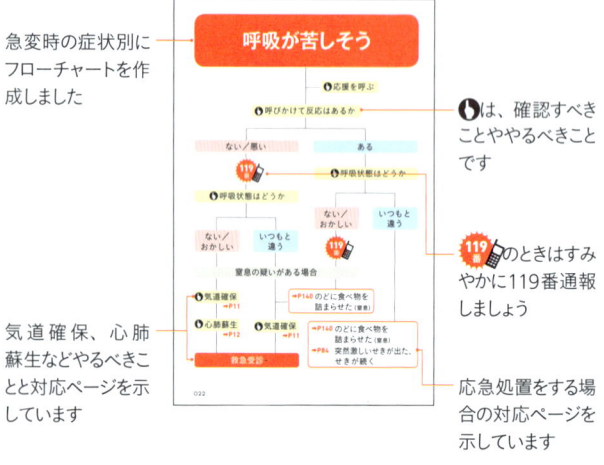

2～4章 対応ページの見方

急変時に、まずチェックすべきことや、介護者ができる応急処置、やってはいけないことを症状別にまとめました。

絶対にチェックしておきたいポイントです。必ず救助隊や医師・看護師に伝えましょう

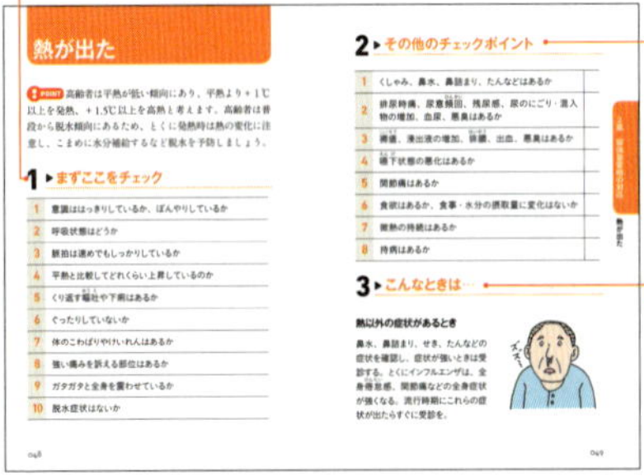

救急隊や医師・看護師が到着するまでの間に観察をしておくとよい点をまとめました

この急変が起こったときに、同時に起こりうるケースと対処法を紹介しています

先生からのアドバイスです。日常生活での注意なども掲載しています

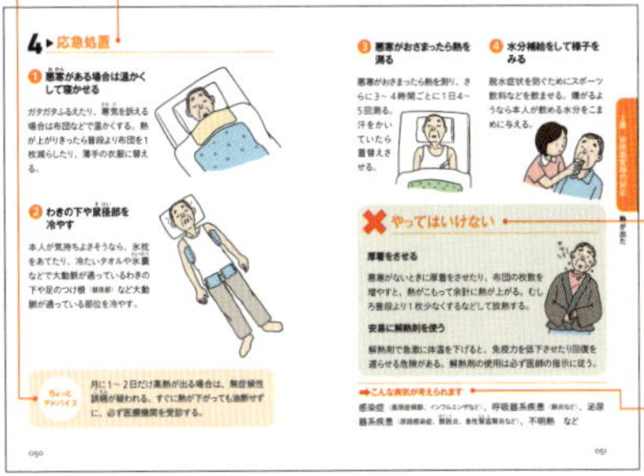

介護者ができる応急処置です。イラスト入りで、わかりやすく説明しています

やってしまいがちですが、悪化させる可能性のある行為です。なぜいけないのかも解説しました

この症状から考えられるおもな疾患です

緊急時の基本対応

緊急時にもっとも大切なことは、迅速かつ適切に対応し、医療職（医師、看護師）へ引き継ぐことです。まず救急車を呼ぶかどうかを的確に判断し、落ち着いて行動しましょう。

応援を呼ぶ

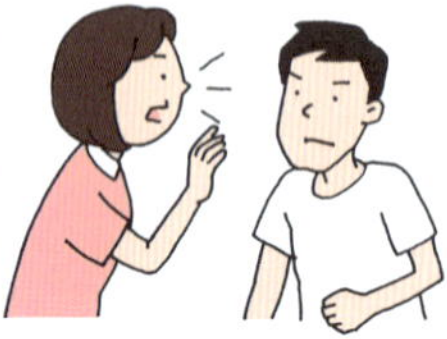

- 「応援をお願いします」とまわりに声をかけて、応援を依頼する。
- 応援者がいれば、傷病者の救急にあたる人、AEDを取りに行く人など役割を分担できて、スムーズに救助できる。

耳元で名前を呼びかける

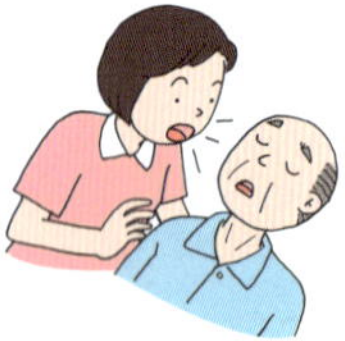

- 耳元で大声で呼びかけたり、肩や頬を軽くたたくなどして意識の有無を確認する。

119番に通報

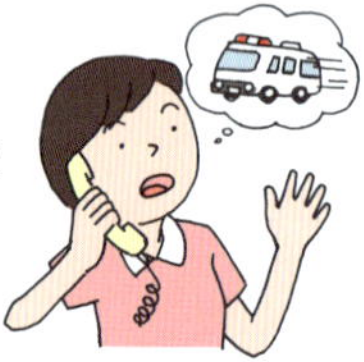

- 意識がなければ、落ち着いて119番に電話をする。

状況に応じて救命処置

- 傷病者の状況に応じて、気道確保、人工呼吸、心肺蘇生などを行う（⇒P10）。

▶119番通報のしかた（例）

あなた：（119番ダイヤル）

119：火事ですか？　救急ですか？

あなた：救急です

119：どうしましたか？　けがですか？　病気ですか？

あなた：86才の男性が意識不明です

119：今どこですか？　目印になるものはありますか？

あなた：山中市富士見町1番地です。コンビニの向かいの2階建ての介護施設ひまわり苑です

119：あなたのお名前は？

あなた：サトウヒロミです

119：電話番号を教えてください

あなた：000 - 1111 - 2222です

※電話で経過観察や心肺蘇生を指導されたら、指示に従う

▶救命処置の流れ

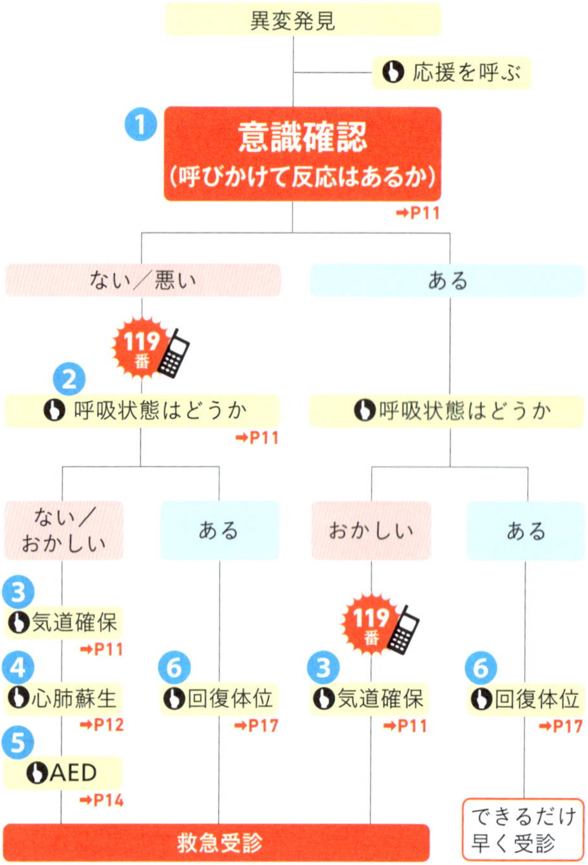
異変発見
応援を呼ぶ
1
意識確認
(呼びかけて反応はあるか)
→P11
ない／悪い
ある
119番
2
呼吸状態はどうか
→P11
呼吸状態はどうか
ない／おかしい
ある
おかしい
ある
3
気道確保
→P11
4
心肺蘇生
→P12
5
AED
→P14
6
回復体位
→P17
119番
3
気道確保
→P11
6
回復体位
→P17
できるだけ早く受診
救急受診

❶ 意識確認

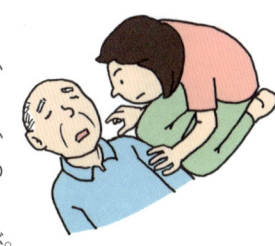

- 耳元で大きな声で名前を呼びかけ、肩や頬を軽くたたく。
- 返事をする、または口や手を動かす、目を声のほうへ向けるなどの反応があるか確認する。
- 異変を感じた場合、救急車を呼ぶ。

❷ 呼吸状態の確認

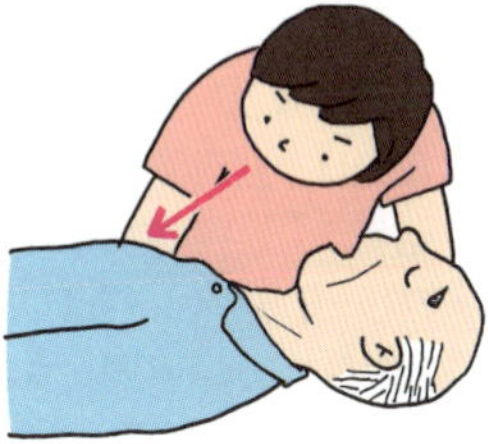

- 胸が上下に動いて呼吸しているかを目で確認する。
- 傷病者に顔を近づけて自分の頬で息を感じるか、息の音を感じるかを確認する。
- 呼吸が弱ければすぐに気道を確保して人工呼吸を行う。

❸ 気道確保

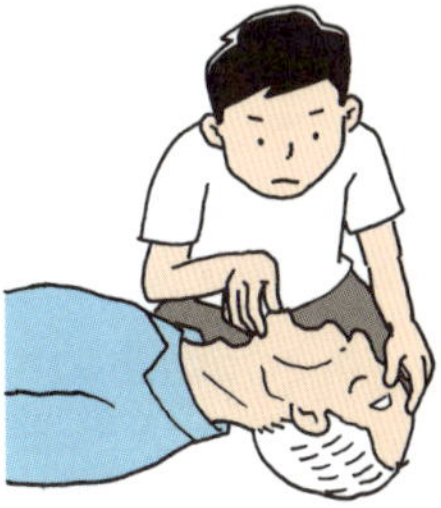

- 意識障害や心肺停止などになると、舌が落ち込み気道をふさいで呼吸ができなくなる。
- それを防ぐために仰《ぎょう》臥《が》位《い》（あお向け）で、頭をのけぞらせるようにあごを上げ、気道を広げる。
- 吐き気、嘔吐《おうと》のあるときは誤嚥《ごえん》を防ぐために顔を横に向ける。

❹ 心肺蘇生

① 胸骨圧迫（心臓マッサージ） 30回

- 傷病者の衣服を開き、胸を出して胸骨を探す。
- 胸骨の下半分の位置に、手のひらのつけ根部分を当て、もう一方の手のひらを上から重ねる。
- 重ねた手の指を組んでもよいが、指で胸部を強く圧迫しないように注意する。圧迫は1分間に100回のペースで30回行う。
- ひじをまっすぐに伸ばし、肩が手のひらの真上にくる姿勢になる。
- 手のひらのつけ根にまっすぐ体重をかける。

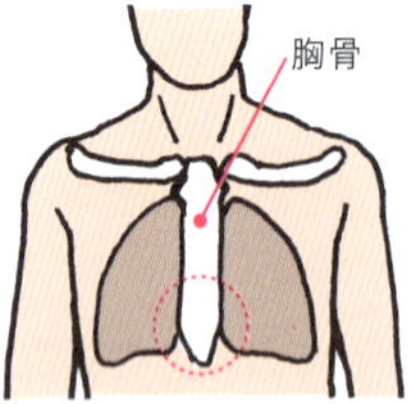

押す位置の目安は胸の真ん中（上下・左右中央）

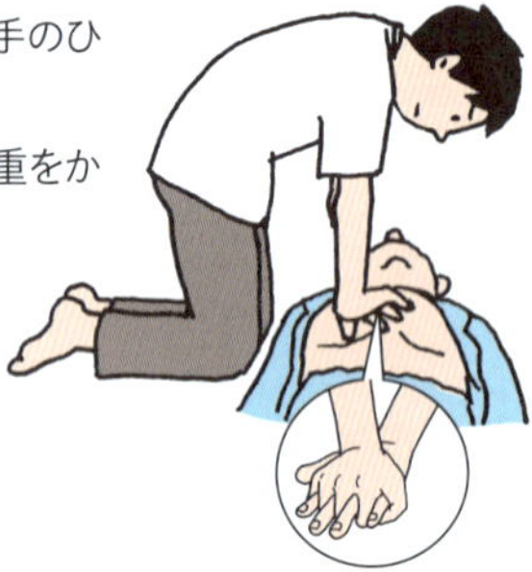

② 人工呼吸 2回

- 傷病者の頭の横にひざまずき、片方の手であごを支え、もう片方の手の親指と人さし指で鼻をつまみ、鼻の穴をふさぐ。
- 大きく息を吸い込み、傷病者の口に1秒くらい息を吹き込む。

- 口を離し、傷病者が息を吐き出すのを確認する。
- 感染予防用のフェイスシールドなどがあれば、傷病者に口をつけることをためらわず人工呼吸できるので、普段から用意しておくとよい。

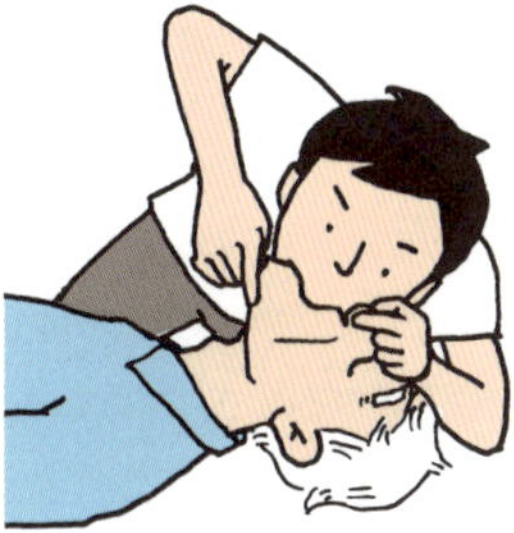

①と②を交互にくり返す

1人で行う場合

- 胸骨圧迫30回+人工呼吸2回を1サイクルとして何度もくり返す。
- 人工呼吸ができない場合は、胸骨圧迫を優先して行う。

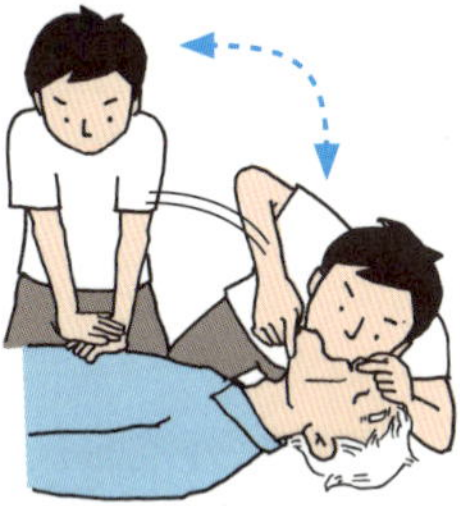

2人で行う場合

- 応援者がいる場合は、1人が胸骨圧迫を行ったあとにもう1人が人工呼吸を行う。
- 胸骨圧迫は何人かで行うとよい。

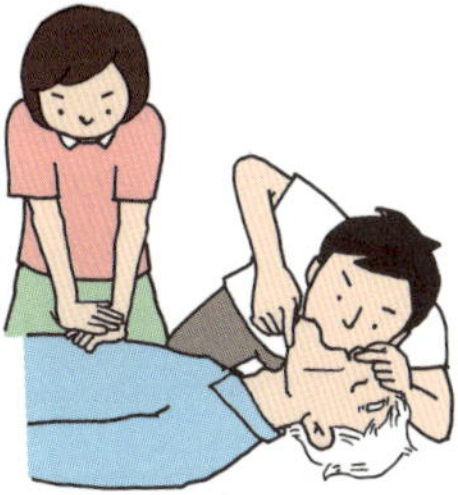

5 AED（自動体外式除細動器）の使い方

AEDは心肺停止や心室細動（命にかかわる不整脈）が起きたときに、電気ショックにより心臓を正常な状態に戻す装置です。心肺蘇生をしても反応がなく、呼吸もしていないときは迷わず使いましょう。音声ガイドが誘導するので、初めての人でも使えます。

1 電源を入れる

- 電源ボタンを押すか、ふたを開けるかいずれかの方法で電源が入る。
- 電源が入ると、音声ガイドが始まる。

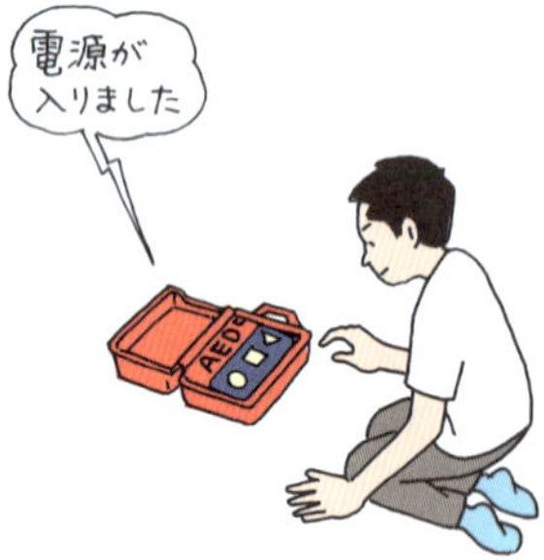

2 電極パッドを貼る

- 体がぬれている場合はふき取る。医療用パッチ（狭心症の薬など）を貼っている場合ははがす。
- 音声ガイドとパッドに描かれている絵に従って胸の2カ所にパッドを貼る。
- ペースメーカーが植え込まれている場合は、そこから離して貼る。

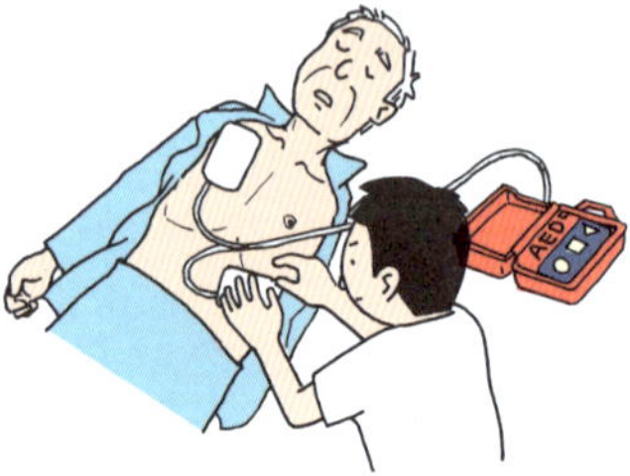

- パッドを貼ったら、体に触れないようにする。触れていると正確な心電図の解析ができないので注意。自動的に心電図等を取り始める。

③ 音声が流れたらボタンを押す

- 除細動が必要な場合、音声ガイドが電気ショックを開始するボタンを押すように指示する。
- このとき傷病者に触ると感電する危険があるので、必ず離れる。周囲にいる人にも声をかけ、離れてもらう。

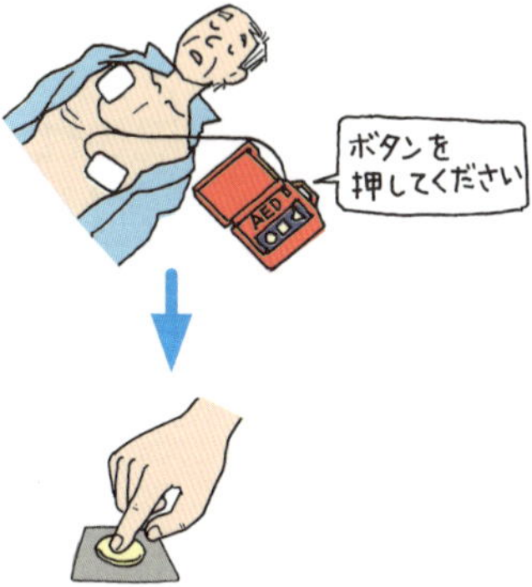

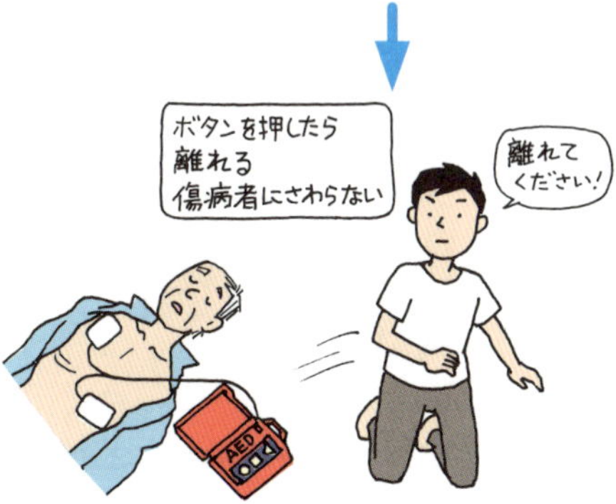

④ 心肺蘇生を行い、再びAEDを使う

- 除細動が終了したら、胸骨圧迫30回+人工呼吸2回を1サイクルとして心肺蘇生を行う。
- 5サイクル行ったあとに再びAEDを使う。
- 除細動が不要で意識や呼吸がない場合は、胸骨圧迫と人工呼吸による心肺蘇生をくり返す。

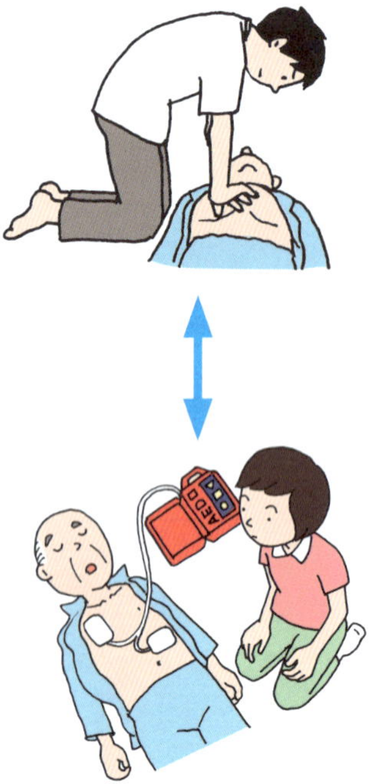

※AEDはメーカーによって操作方法が異なる場合がある

6 回復体位

- 衣服をゆるめ、ゆっくりと横向きに寝かせる。上になった脚はひざを軽く曲げて前に出し、姿勢を安定させる。
- 顔を上げ、のどを伸ばすように頭を後ろにそらせて気道を広げる。その姿勢で固定。横向きの体位を保つ。
- 可能であれば、あごの下に手を入れて頸部《けいぶ》を安定させて、気道を確保する。この姿勢が回復体位。
- この体位だと舌が落ちこんで気道をふさいだり、吐しゃ物を誤嚥《ごえん》して気道を詰まらせたりすることを防ぐことができる。
- まひがある場合は、まひ側を必ず上にする。
- 自分で呼吸ができている場合、回復体位で救急車を待つ。

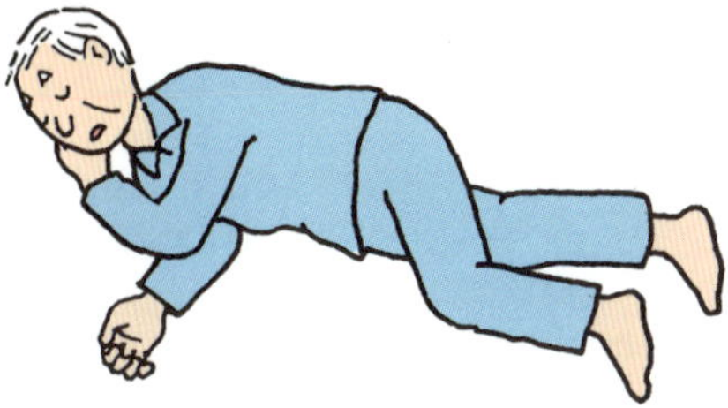

✖ 注意　無理に動かさない

骨折などのけがが疑われる場合や、まひで体が動かない場合は、動かすとかえって体に負担をかけるので、無理に回復体位を取らせない。顔を横向きにして吐しゃ物を誤嚥するのを防げれば十分。

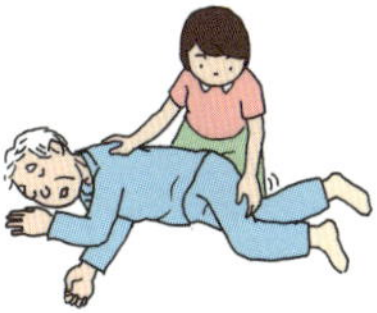

column

連絡体制を確認しておく

夜勤のときや1人での訪問介護のときの急変は、ついあわててしまうもの。普段から連絡体制を確認しておき、いざというときに備えましょう。

緊急性が非常に高いときは、すぐに119番

119番

重大なとき、判断できないときは、責任者、医師、看護師に報告・相談

責任者TEL：

医　師TEL：

看護師TEL：

家族に連絡

- 「ひまわり苑のサトウです。急に○○さんの具合が悪くなりました。おそれ入りますが、至急ひまわり苑にお越しください」
- 「ひまわり苑のサトウです。○○さんの具合が悪くなり、□□病院を受診します。おそれ入りますが、□□病院までお越しください」

提携している医療機関があれば連絡

医療機関
TEL：

- ほかのスタッフがいる場合は応援を呼ぶ。2人で心肺蘇生、1人は連絡など、急変時の対応役割について、普段から明確にしておく。
- 緊急時の連絡先（スタッフ、医療機関）を電話の前などに貼っておく。
- 平常時に利用者ごとの緊急連絡先や既往歴をまとめたリストを作成する（P194）。
- 各所へ連絡後、状況や経過を書いておくと医療機関への報告がスムーズ（P194）。

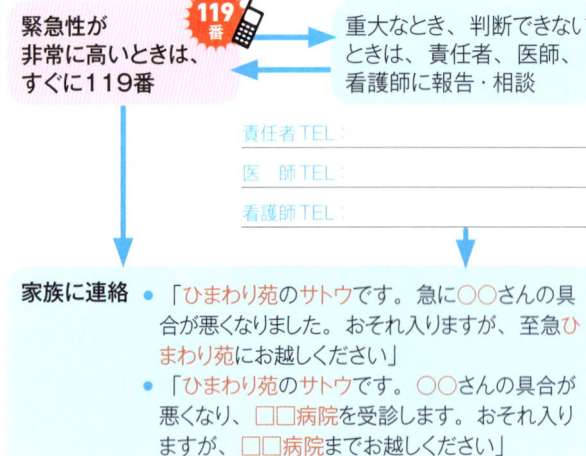

1章

急変対応フローチャート

高齢者の容体が急変したとき、事故やけがのとき、まず迷うのが救急車を呼ぶかどうか。ここでは、どんな場合に救急受診するのかを、わかりやすいチャートで説明します。あわてず落ち着いて、症状を確認しましょう。

意識がない

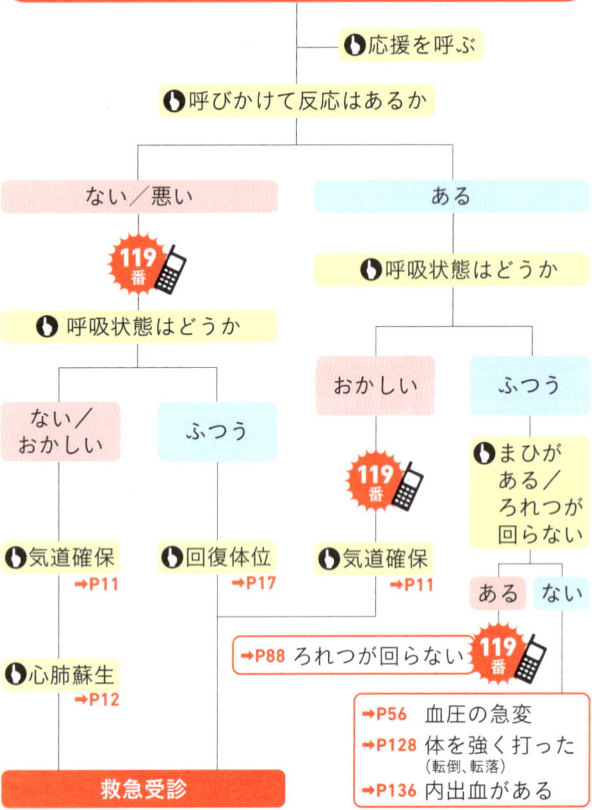

応援を呼ぶ
呼びかけて反応はあるか
ない／悪い
119番
呼吸状態はどうか
ない／おかしい
気道確保 →P11
心肺蘇生 →P12
ふつう
回復体位 →P17
救急受診
ある
呼吸状態はどうか
おかしい
119番
気道確保 →P11
ふつう
まひがある／ろれつが回らない
ある
119番
→P88 ろれつが回らない
ない
→P56 血圧の急変
→P128 体を強く打った（転倒、転落）
→P136 内出血がある

熱が出た

意識障害、激しい頭痛、けいれん
呼吸困難感、激しい腹痛と嘔《おう》吐《と》、体のこわばりのうち
どれかひとつでも症状があるか

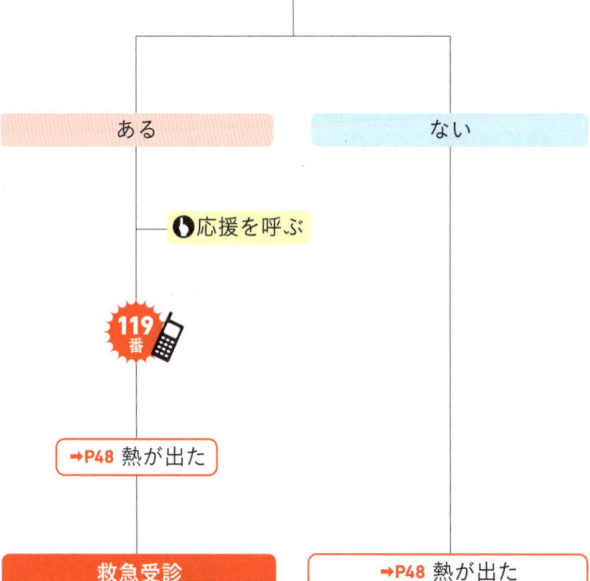

ある

応援を呼ぶ

→P48 熱が出た

救急受診

ない

→P48 熱が出た

呼吸が苦しそう

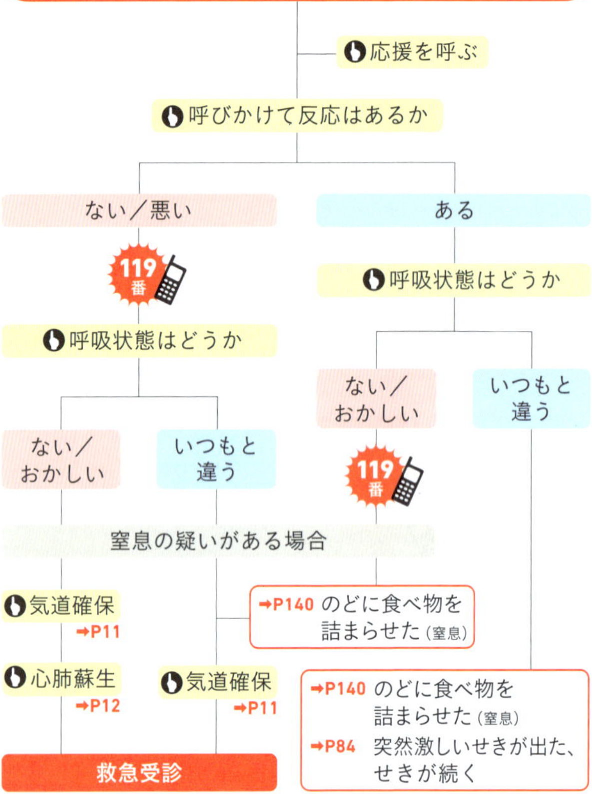

応援を呼ぶ
呼びかけて反応はあるか
ない／悪い
119番
呼吸状態はどうか
ない／おかしい
いつもと違う
窒息の疑いがある場合
気道確保
→P11
心肺蘇生
→P12
気道確保
→P11
救急受診
ある
呼吸状態はどうか
ない／おかしい
119番
→P140 のどに食べ物を詰まらせた（窒息）
いつもと違う
→P140 のどに食べ物を詰まらせた（窒息）
→P84 突然激しいせきが出た、せきが続く

血圧がおかしい

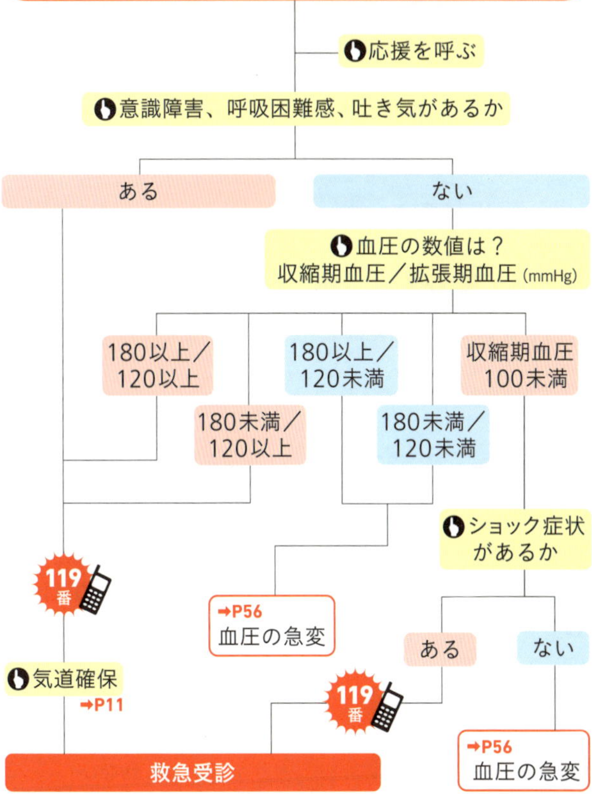

応援を呼ぶ
意識障害、呼吸困難感、吐き気があるか
ある
ない
血圧の数値は？
収縮期血圧／拡張期血圧 (mmHg)
180以上／120以上
180未満／120以上
180以上／120未満
180未満／120未満
収縮期血圧 100未満
ショック症状があるか
ある
ない
119番
→P56
血圧の急変
気道確保
→P11
119番
→P56
血圧の急変
救急受診

脈拍がおかしい

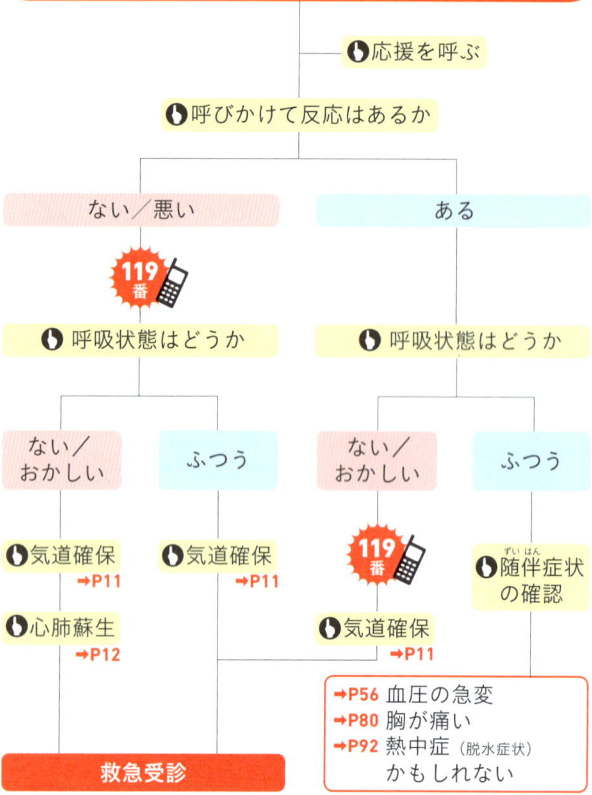
応援を呼ぶ
呼びかけて反応はあるか
ない／悪い
ある
119番
呼吸状態はどうか
呼吸状態はどうか
ない／おかしい
ふつう
ない／おかしい
ふつう
気道確保
→P11
気道確保
→P11
119番
随《ずい》伴《はん》症状の確認
心肺蘇生
→P12
気道確保
→P11
→P56 血圧の急変
→P80 胸が痛い
→P92 熱中症（脱水症状）
かもしれない
救急受診

手足がピクピクしている（けいれん）

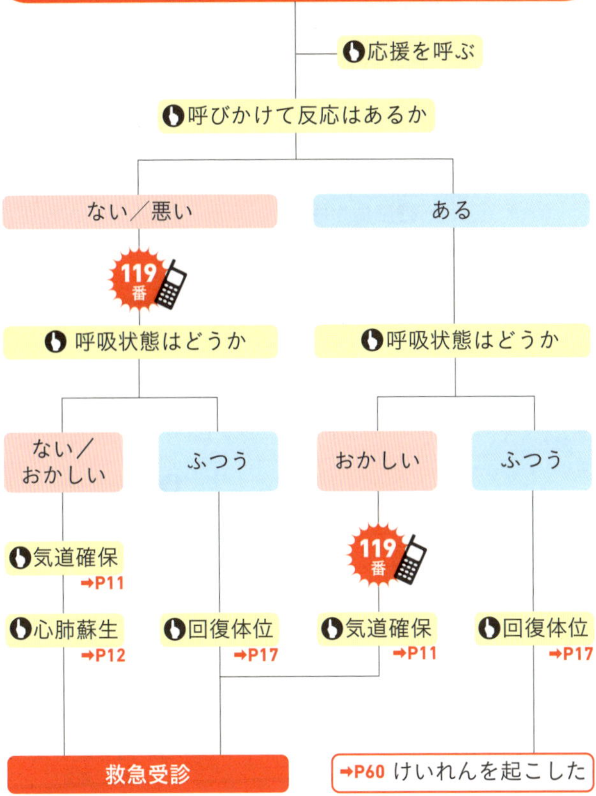

吐いた

- 呼びかけて反応はあるか
  - **ない／悪い**
    - 応援を呼ぶ
    - 119番
    - 呼吸状態はどうか
      - **ない／おかしい**
        - 気道確保 →P11
        - 心肺蘇生 →P12
        - 救急受診
      - **ふつう**
        - 吐き気が強い、嘔吐《おうと》が継続している場合は 気道確保 →P11
        - 回復体位 →P17
        - 救急受診
  - **ある**
    - 呼吸状態はどうか
      - **おかしい**
        - 応援を呼ぶ
        - 119番
        - 吐き気が強い、嘔吐《おうと》が継続している場合は 気道確保 →P11
      - **ふつう**
        - →P64 吐いた
        - →P100 血を吐いた（吐血《とけつ》、喀血《かっけつ》）

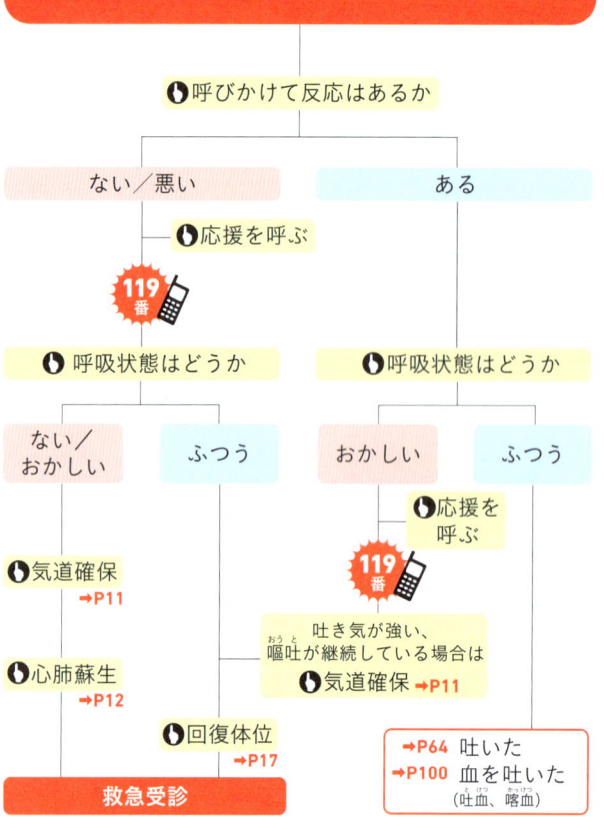

下痢をした

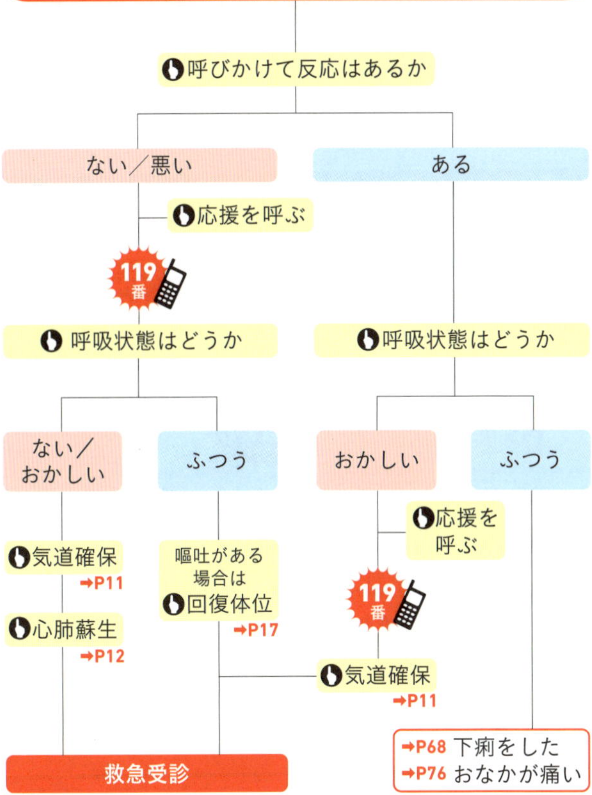
呼びかけて反応はあるか
ない／悪い
応援を呼ぶ
119番
呼吸状態はどうか
ない／おかしい
気道確保
→P11
心肺蘇生
→P12
ふつう
嘔吐がある場合は
回復体位
→P17
救急受診
ある
呼吸状態はどうか
おかしい
応援を呼ぶ
119番
気道確保
→P11
ふつう
→P68 下痢をした
→P76 おなかが痛い

頭が痛い

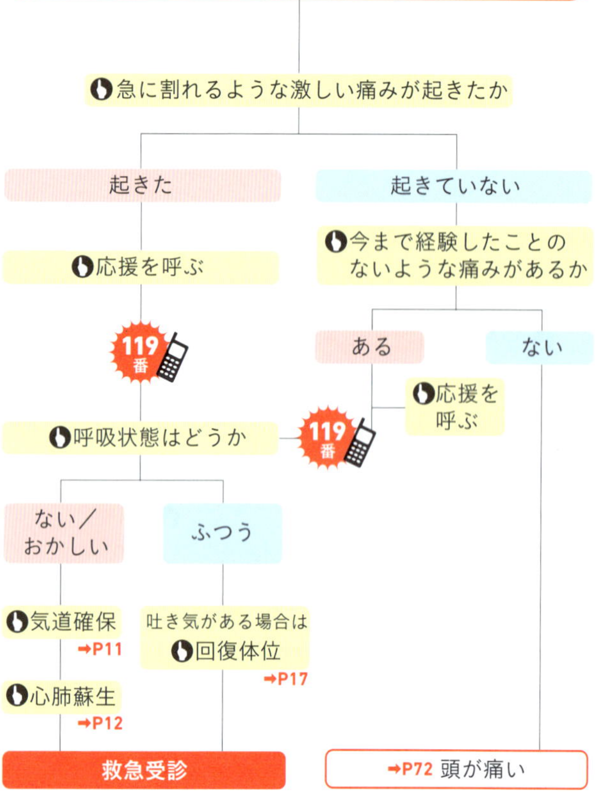
急に割れるような激しい痛みが起きたか
起きた
応援を呼ぶ
119番
呼吸状態はどうか
ない／おかしい
気道確保
→P11
心肺蘇生
→P12
ふつう
吐き気がある場合は
回復体位
→P17
救急受診
起きていない
今まで経験したことのないような痛みがあるか
ある
応援を呼ぶ
119番
ない
→P72 頭が痛い

おなかが痛い

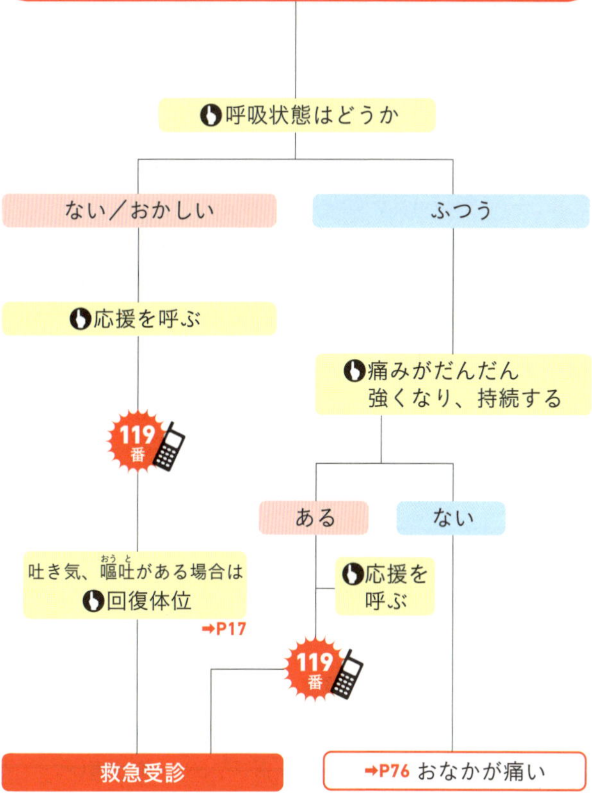
呼吸状態はどうか
ない／おかしい
ふつう
応援を呼ぶ
痛みがだんだん強くなり、持続する
119番
ある
ない
応援を呼ぶ
吐き気、嘔《おう》吐《と》がある場合は
回復体位
→P17
119番
救急受診
→P76 おなかが痛い

胸が痛い

呼吸状態はどうか

- ない／おかしい
  - 応援を呼ぶ
  - 119番
  - 回復体位 →P17
    または座位で呼吸する
    （起座呼吸）
  - 意識低下が
    みられる場合は
    気道確保
    →P11
  - 心肺蘇生
    →P12
  - **救急受診**
- ふつう
  - →P80 胸が痛い

せきが出る

呼吸状態はどうか

- ない／おかしい
  - 応援を呼ぶ
  - 119番
  - 気道確保 →P11
  - 救急受診
- いつもと少し違う
  - →P140 のどに食べ物を詰まらせた（窒息）
- ふつう
  - →P84 突然激しいせきが出た、せきが続く

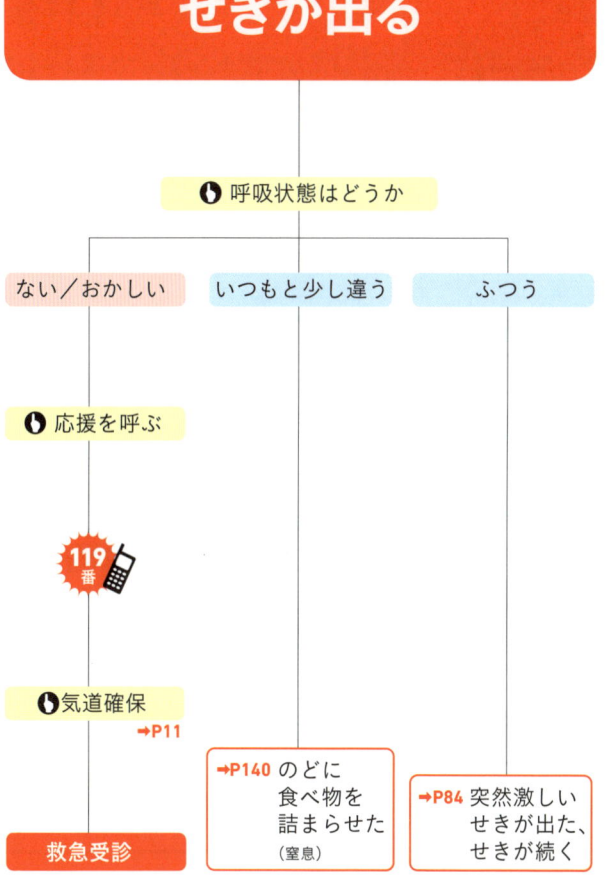

熱中症かもしれない

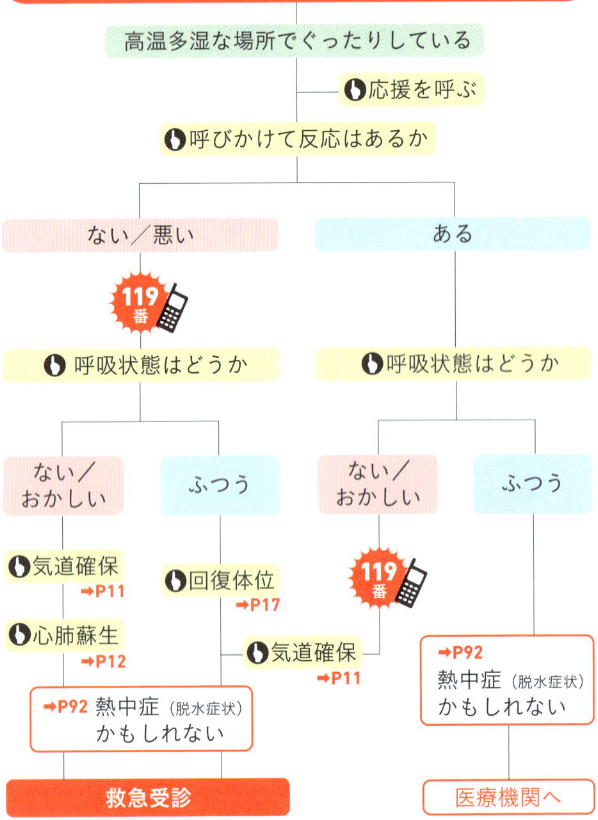

高温多湿な場所でぐったりしている
応援を呼ぶ
呼びかけて反応はあるか
ない／悪い
ある
119番
呼吸状態はどうか
呼吸状態はどうか
ない／おかしい
ふつう
ない／おかしい
ふつう
気道確保 →P11
心肺蘇生 →P12
回復体位 →P17
119番
気道確保 →P11
→P92 熱中症（脱水症状）かもしれない
→P92 熱中症（脱水症状）かもしれない
救急受診
医療機関へ

転倒・転落でけがをした

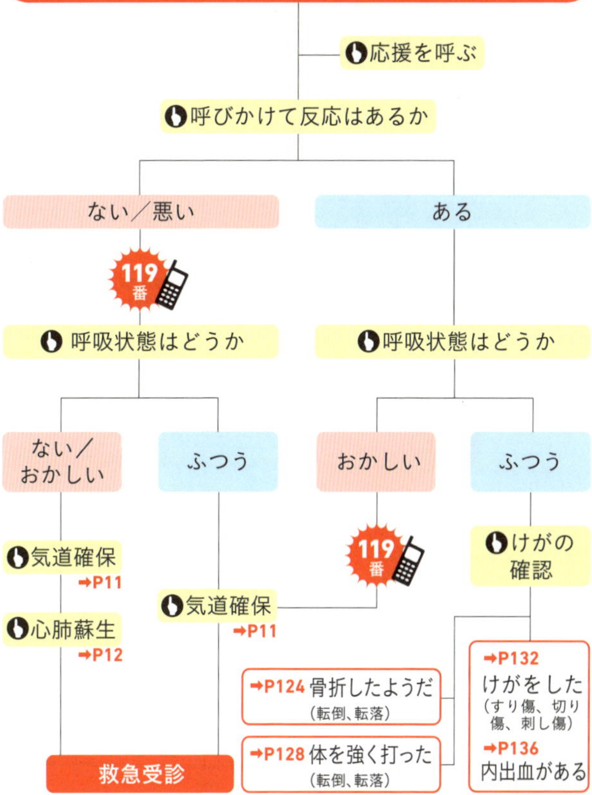
応援を呼ぶ
呼びかけて反応はあるか
ない／悪い
ある
119番
呼吸状態はどうか
呼吸状態はどうか
ない／おかしい
ふつう
おかしい
ふつう
気道確保
→P11
心肺蘇生
→P12
気道確保
→P11
119番
けがの確認
救急受診
→P124 骨折したようだ
（転倒、転落）
→P128 体を強く打った
（転倒、転落）
→P132
けがをした
（すり傷、切り傷、刺し傷）
→P136
内出血がある

何かをのどに詰まらせた（窒息、誤嚥《ごえん》）

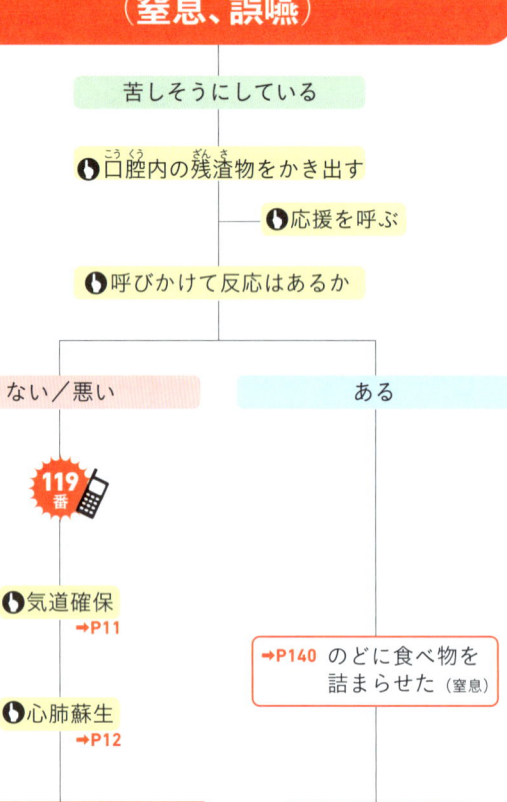

苦しそうにしている

口腔《こうくう》内の残渣《ざんさ》物をかき出す

応援を呼ぶ

呼びかけて反応はあるか

ない／悪い

119番

気道確保 →P11

心肺蘇生 →P12

救急受診

ある

→P140 のどに食べ物を詰まらせた（窒息）

医療機関へ

飲んではいけないものを飲んだ（誤飲）

- 応援を呼ぶ
- 呼びかけて反応はあるか
  - **ない／悪い**
    - 119番
    - 呼吸状態はどうか
      - **ない／おかしい**
        - 気道確保 →P11
        - 心肺蘇生 →P12
        - → **救急受診**
      - **ふつう**
        - 回復体位 →P17
        - → **救急受診**
  - **ある**
    - 呼吸状態はどうか
      - **おかしい**
        - 119番
        - 気道確保 →P11
        - 吐き気がある場合 回復体位 →P17
        - → **救急受診**
      - **ふつう**
        - →P148 飲んではいけないものを飲んだ（誤飲）
        - →P144 薬を間違えた（誤薬）
        - → **医療機関へ**

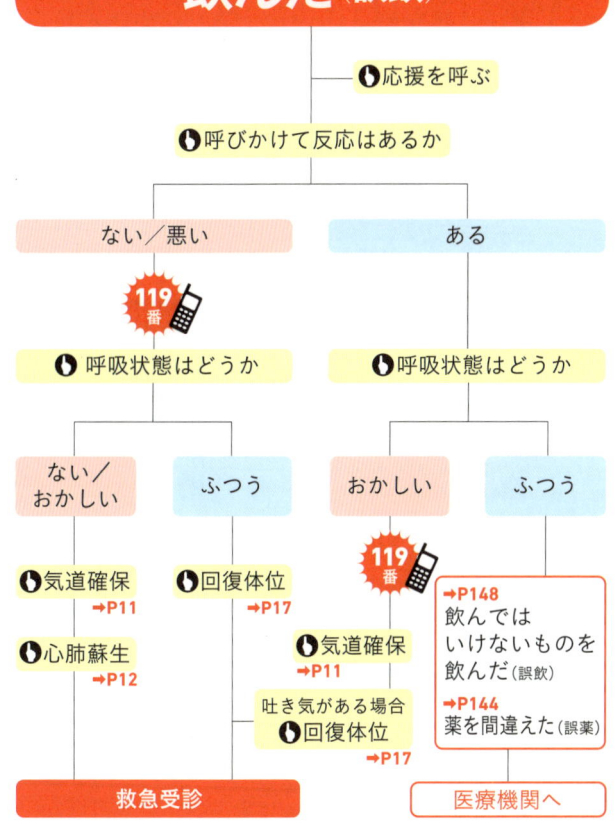

やけどをした

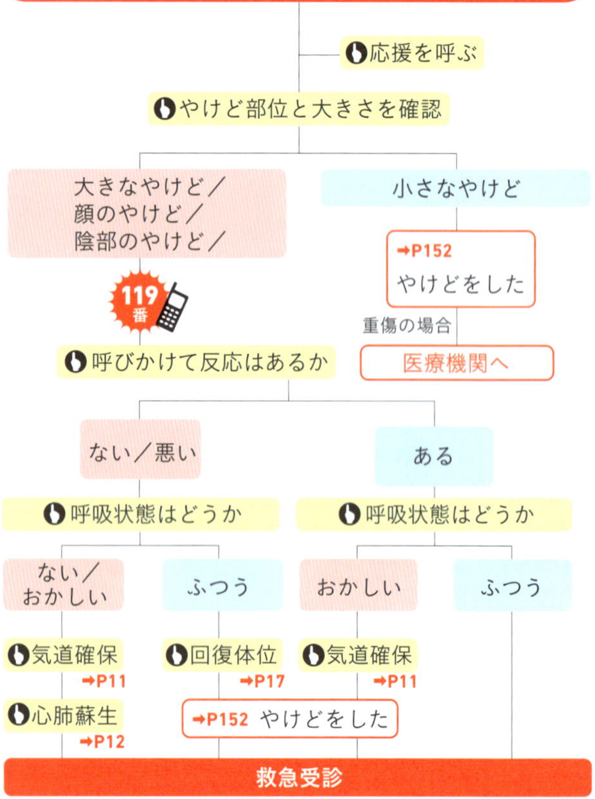
応援を呼ぶ
やけど部位と大きさを確認
大きなやけど／顔のやけど／陰部のやけど／
小さなやけど
→P152 やけどをした
重傷の場合
医療機関へ
119番
呼びかけて反応はあるか
ない／悪い
ある
呼吸状態はどうか
呼吸状態はどうか
ない／おかしい
ふつう
おかしい
ふつう
気道確保 →P11
心肺蘇生 →P12
回復体位 →P17
気道確保 →P11
→P152 やけどをした
救急受診

おぼれた

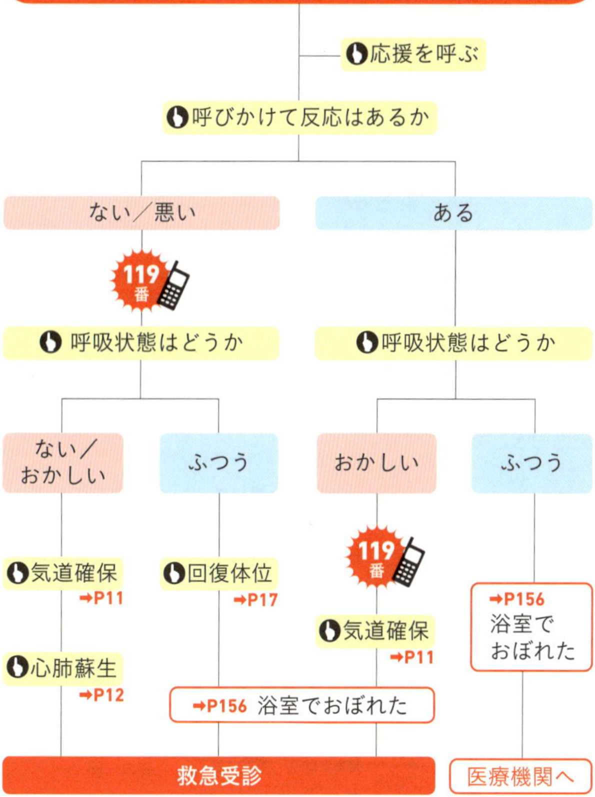
応援を呼ぶ
呼びかけて反応はあるか
ない／悪い
ある
119番
呼吸状態はどうか
呼吸状態はどうか
ない／おかしい
ふつう
おかしい
ふつう
気道確保 ➡P11
心肺蘇生 ➡P12
回復体位 ➡P17
119番
気道確保 ➡P11
➡P156 浴室でおぼれた
➡P156 浴室でおぼれた
救急受診
医療機関へ

column

介護職の医療行為

医療行為とは

医療行為とは、医師法により、医師と医師の指示を受けた医療従事者だけが行うことが認められている治療や処置のことで、医学的な技術や判断がなければ人体に危害を及ぼす危険がある行為です。高齢者の急変時に介護職ができることには限りがあり、その範囲内で適切に対応し、医師・看護師へつなげていくことになります。

介護職が実施可能な医療行為

下記が介護職にできる医療行為です。また、平成24年4月1日からは、喀痰《かくたん》吸引や経管栄養の一部の医療行為も定められた研修を受け、都道府県知事から認定証を交付されれば、一定の条件のもとで実施可能となりました。

- 検温
- 自動測定器による血圧測定
- 動脈血酸素量を測定するパルスオキシメーターの装着
- 軽い切り傷、すり傷、やけどなどの処置
- 軟膏《なんこう》の塗布（褥瘡《じょくそう》の処置を除く）
- 湿布の貼り付け
- 目薬の点眼、鼻粘膜への薬の噴霧の介助
- 一包化された薬の内服介助
- 坐薬挿入
- 爪切り（異常がない場合）
- 歯ブラシや綿棒などを使った口の中の清掃
- 耳あか除去（塞栓《そくせん》の処置は除く）
- 人工肛門のパウチにたまった排泄《はいせつ》物の廃棄、パウチの交換
- 排尿補助でのカテーテルの準備、体位の保持
- 市販の器具を用いた浣腸（40g以下）
- たんの吸引や経管栄養の一部

など

2章

容体急変時の対応

突然倒れた、意識不明、呼吸困難などの緊急時や、発熱、腹痛、頭痛などの症状があるとき、どのように応急処置をすればよいかをイラスト入りで解説します。まずはチェックすべきポイントを確認してください。

突然倒れた

POINT 急に意識を失って倒れたときの原因は、緊急性の高い病気から貧血までさまざまです。呼吸と脈拍を確保することが第一ですが、なぜ倒れたかの原因をさぐり、早急に適切な処置を行いましょう。

1 ▶ まずここをチェック

1	意識はあるか
2	呼吸状態はどうか
3	脈拍は普通か（60～80回／分）
4	けがはあるか（出血、骨折、外傷、動物や虫のかみあと、刺しあと）
5	どんな場所でどんな状況で倒れたか（他人や動物、車等とのかかわりはあるか。食事、排泄《はいせつ》、入浴との関係はあるか）

2 ▶ その他のチェックポイント

1	まひ、脱力、しびれ、こわばり（左右差）はあるか	
2	けいれんはあるか	

3	吐き気、嘔吐《おうと》はあるか	
4	痛みはあるか。どの程度か	
5	体温の変化はあるか	
6	発汗、冷や汗はあるか	
7	チアノーゼはあるか（唇や爪甲《そうこう》の色、顔色はどうか）	
8	口臭、体臭はあるか	
9	持病はあるか	
10	飲んでいる薬はあるか	

3 ▶ こんなときは…

嘔吐があるとき

吐いたものが逆流し、気管に詰まって窒息する危険があるので、口腔《こうくう》内のものをかき出して除去する。寝かせるときは体を横向きにして、吐いたものの誤嚥《ごえん》を防ぐ。

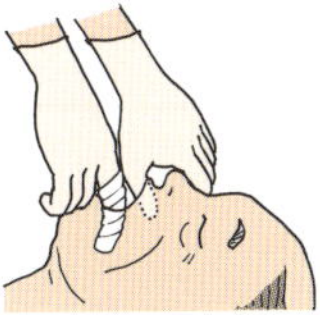

出血があるとき

すぐに止血を行う（⇒P120）。出血が止まったら、傷口を清潔な布でしっかり押さえ、傷口が心臓より高い位置になるようにする。

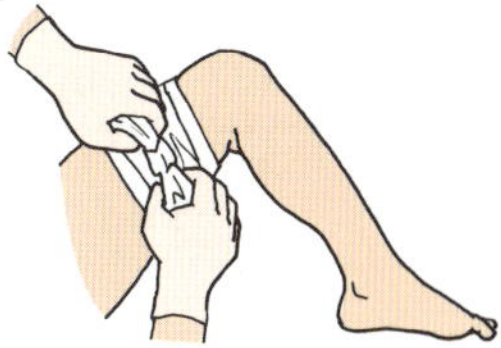

4 ▶ 応急処置

① 意識の有無を確認する

声をかけたり、肩を軽くたたいたりして意識を確認し、意識がない場合は気道確保（⇒P11）を行う。

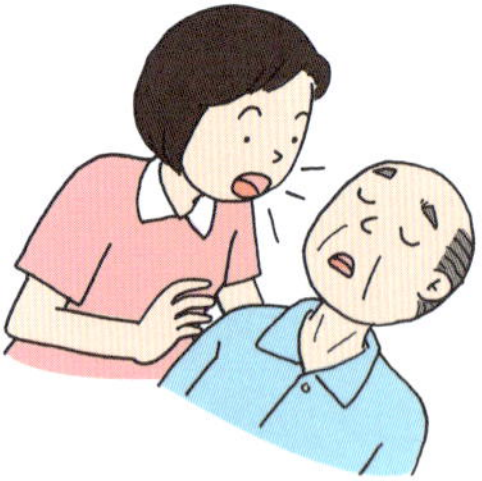

② 呼吸状態と脈拍を確認する

呼吸がない場合は人工呼吸（⇒P12）を、脈がない場合は心肺蘇生（⇒P12）を行い、救急車を呼ぶ。脈があり、呼吸をしていれば回復体位（⇒P17）にして様子をみる。

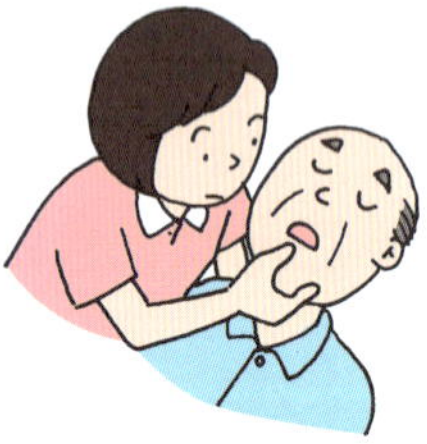

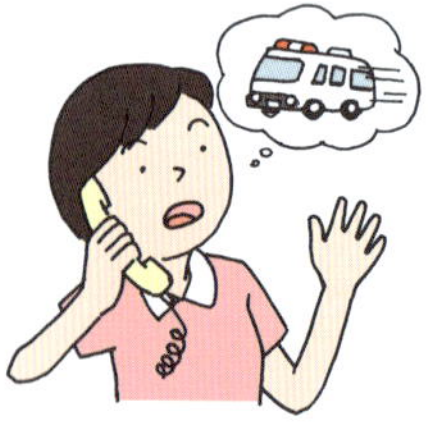

すぐに意識が戻らない場合は救急車を呼ぶ。2～3分で意識が戻っても、なるべく早く医療機関を受診する。

③ AEDを準備する

AEDがあれば装着し、必要に応じて使用する（⇒P14）。脈拍の回復がなければ、心肺蘇生を継続しながら救急車を待つ。

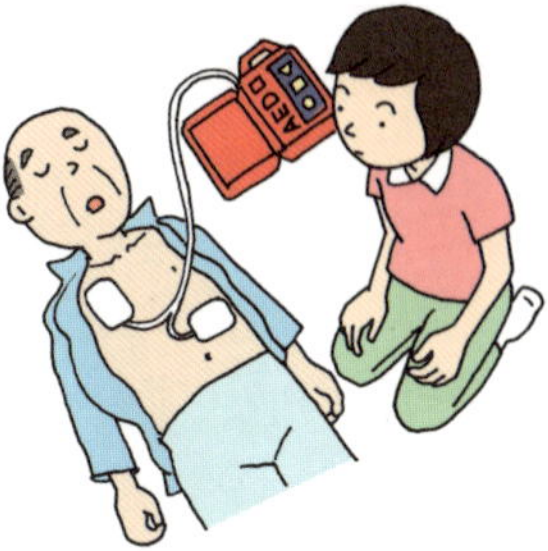

✖ やってはいけない

意識を確認するときに、揺すったり体を強くたたいたりする

脳内出血を起こしている場合は症状を悪化させたり、吐いたものや口腔《こうくう》内に残っているものを誤嚥《ごえん》して窒息する危険がある。

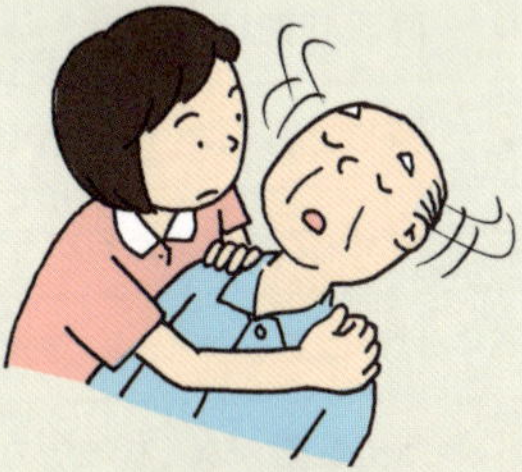

ちょっとアドバイス

体温調節機能が低下している高齢者は、初夏の急な気温の上昇に体がうまく対応できず、熱中症を起こして突然倒れることがある。また季節の変わりめや気圧の変化などにも影響を受けやすいので注意する。

➡こんな病気が考えられます

脳血管障害（脳梗塞《のうこうそく》、脳内出血、くも膜下出血など）、循環器系疾患（狭心《きょうしん》症《しょう》、心筋梗塞《しんきんこうそく》など）、神経系疾患（てんかんなど）　など

意識がない

POINT 肩を軽くたたきながら耳元で名前などを呼びかけ、返事または口や手を動かす、声が聞こえるほうに顔を動かす、目を開けようとするなどの反応を確認します。

1 ▶ まずここをチェック

1	呼吸状態はどうか
2	脈拍は普通か（60〜80回／分）
3	ショック症状はあるか
4	けがはあるか（出血、骨折、外傷、動物や昆虫のかみあと、刺しあと）
5	急に意識がなくなったのか、少しずつ悪くなったのか
6	どんな状況で起きたのか

2 ▶ その他のチェックポイント

1	まひ、脱力、しびれ、こわばり（左右差）はあるか	
2	けいれんはあるか	
3	吐き気、嘔吐《おうと》はあるか	

4	痛みはあるか。どの程度か	
5	体温の変化はあるか	
6	発汗、冷や汗はあるか	
7	チアノーゼはあるか（唇や爪甲《そうこう》の色、顔色はどうか）	
8	口臭、体臭はあるか	
9	持病はあるか	
10	飲んでいる薬はあるか	

3 ▶ こんなときは…

呼吸や脈拍に異常がないとき

衣服をゆるめ、気道確保（⇒P11）し、両ひじを曲げ、上側のひざを「くの字」に曲げて、後ろ側に倒れないようにして（回復体位⇒P17）静かに休ませる。入れ歯ははずす。

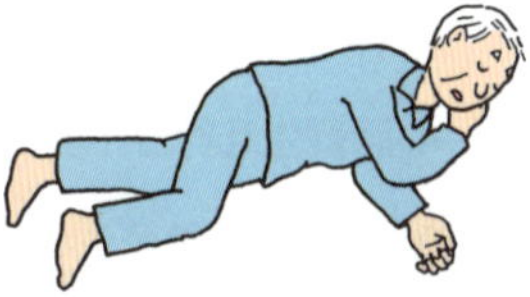

すぐに意識が戻ったとき

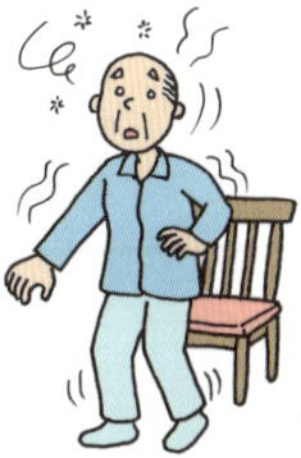

高齢者は自律神経の調節がうまくいかず、急な立ち上がりや排便、排尿、入浴後などで一時的に血圧が下がり、脳の血流が減少して意識がなくなることがある。頭を低くし、しばらく安静にしていれば意識が戻るが、くり返すときは早めに受診を。

4 ▶ 応急処置

① 呼吸と脈拍を確認する

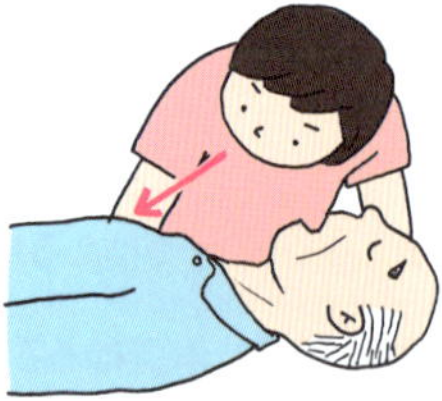

口元に頬や手を近づけたり、胸や腹の上下運動を見るなどして呼吸を確認する。

② 気道確保する

呼吸がない場合は気道確保（⇒P11）をして、人工呼吸（⇒P12）を行う。

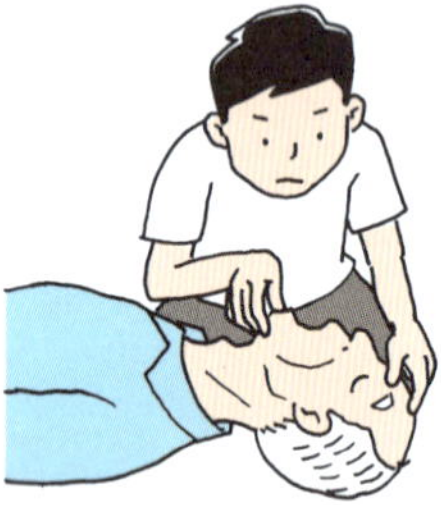

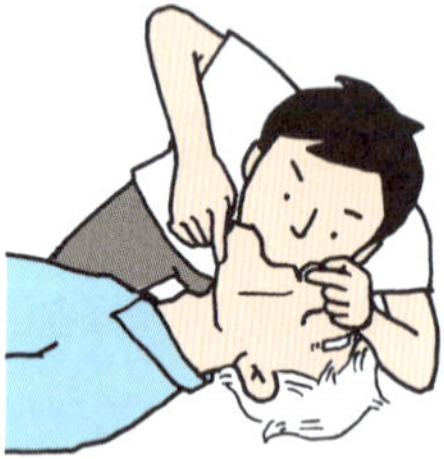

③ 心肺蘇生を行う

脈がない場合は心肺蘇生（⇒P12）を行う。1人しかいないときは胸骨圧迫を優先する。

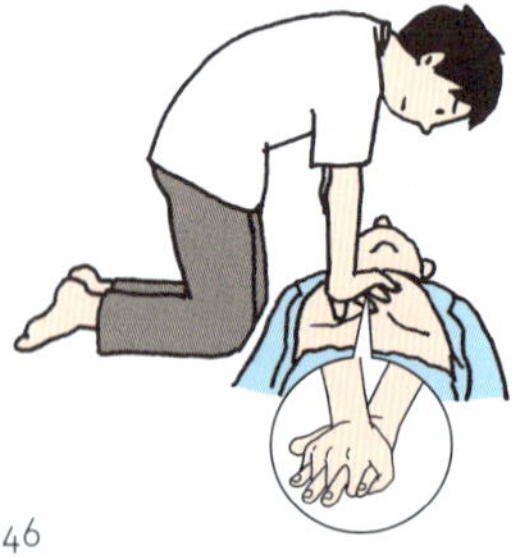

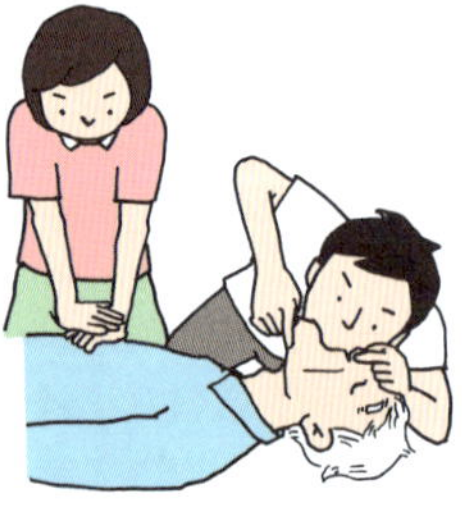

4 AEDを準備する

AED（⇒P14）がある場合はAEDを使う。救急車が到着するまで心肺蘇生を継続する。

✖ やってはいけない

まひがある場合、まひ側を下にして寝かせる

まひ側は血液循環が悪いので、圧迫を避ける。またまひ側を下にすると、嘔吐《おうと》したときに誤嚥《ごえん》の危険性が高くなるため、必ずまひ側を上にして寝かせる。

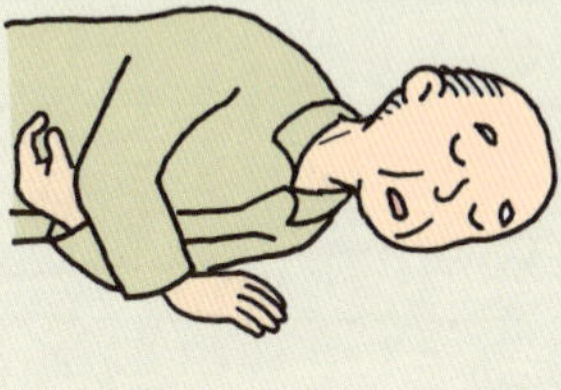

車いすやソファに座ったままの状態にしておく

意識が戻り、症状がよくなったからといって座位のままにすると、脳への血流が悪くなり、再び意識が低下したり、転倒したりすることがある。

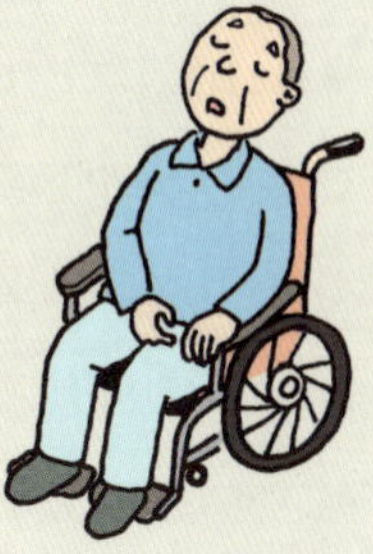

➡こんな病気が考えられます

脳血管障害（脳梗塞《のうこうそく》、脳内出血、くも膜下出血など）、神経系疾患（てんかんなど）、循環器系疾患（心筋梗塞《しんきんこうそく》、不整脈など）　など

熱が出た

POINT 高齢者は平熱が低い傾向にあり、平熱より＋1℃以上を発熱、＋1.5℃以上を高熱と考えます。高齢者は普段から脱水傾向にあるため、とくに発熱時は熱の変化に注意し、こまめに水分補給するなど脱水を予防しましょう。

1 ▶ まずここをチェック

1	意識ははっきりしているか、ぼんやりしているか
2	呼吸状態はどうか
3	脈拍は速めでもしっかりしているか
4	平熱と比較してどれくらい上昇しているのか
5	くり返す嘔《おう》吐《と》や下痢はあるか
6	ぐったりしていないか
7	体のこわばりやけいれんはあるか
8	強い痛みを訴える部位はあるか
9	ガタガタと全身を震わせているか
10	脱水症状はないか

2 ▶ その他のチェックポイント

1	くしゃみ、鼻水、鼻詰まり、たんなどはあるか	
2	排尿時痛、尿意頻回《ひんかい》、残尿感、尿のにごり・混入物の増加、血尿、悪臭はあるか	
3	褥瘡《じょくそう》、浸出液の増加、排膿《はいのう》、出血、悪臭はあるか	
4	嚥下《えんげ》状態の悪化はあるか	
5	関節痛はあるか	
6	食欲はあるか、食事・水分の摂取量に変化はないか	
7	微熱の持続はあるか	
8	持病はあるか	

3 ▶ こんなときは…

熱以外の症状があるとき

鼻水、鼻詰まり、せき、たんなどの症状を確認し、症状が強いときは受診する。とくにインフルエンザは、全身倦怠《けんたい》感、関節痛などの全身症状が強くなる。流行時期にこれらの症状が出たらすぐに受診を。

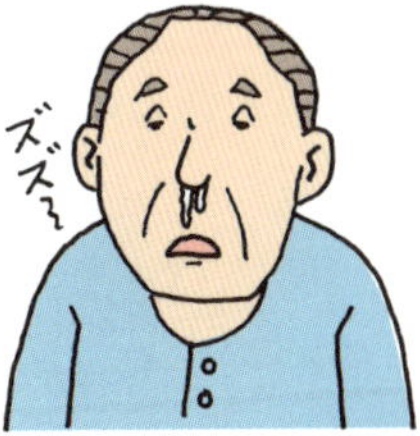

4▶応急処置

① 悪寒《おかん》がある場合は温かくして寝かせる

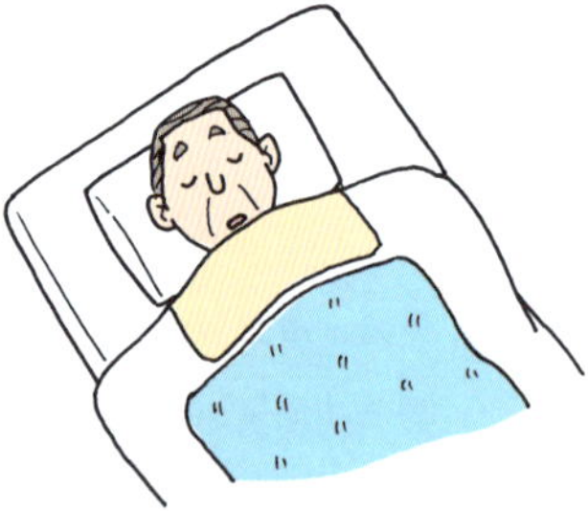

ガタガタふるえたり、寒気《さむけ》を訴える場合は布団などで温かくする。熱が上がりきったら普段より布団を1枚減らしたり、薄手の衣服に替える。

② わきの下や鼠径《そけい》部を冷やす

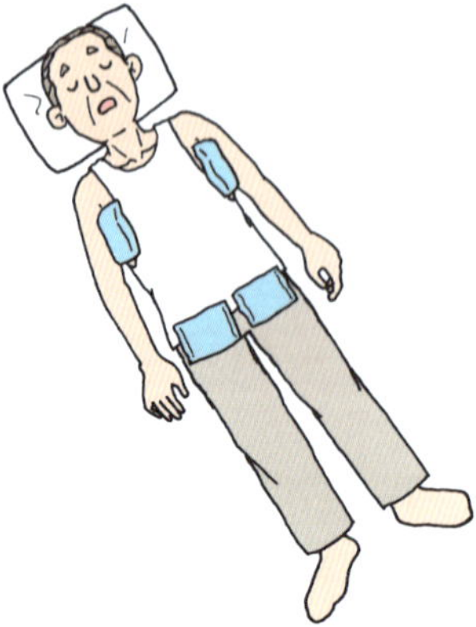

本人が気持ちよさそうなら、氷枕をあてたり、冷たいタオルや氷嚢《ひょうのう》などで大動脈が通っているわきの下や足のつけ根（鼠径部）など大動脈が通っている部位を冷やす。

ちょっとアドバイス

月に1～2日だけ高熱が出る場合は、無症候性誤嚥《ごえん》が疑われる。すぐに熱が下がっても油断せずに、必ず医療機関を受診する。

③ 悪寒がおさまったら熱を測る

悪寒がおさまったら熱を測り、さらに3～4時間ごとに1日4～5回測る。汗をかいていたら着替えさせる。

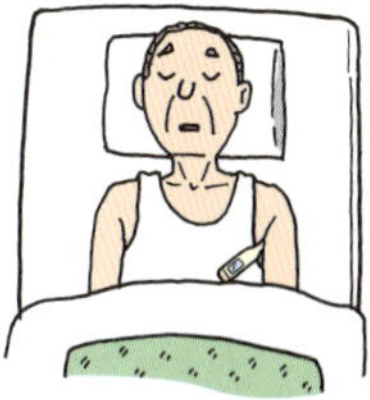

④ 水分補給をして様子をみる

脱水症状を防ぐためにスポーツ飲料などを飲ませる。嫌がるようなら本人が飲める水分をこまめに与える。

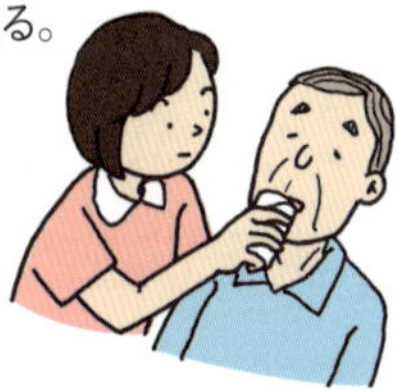

✖ やってはいけない

厚着をさせる

悪寒がないときに厚着をさせたり、布団の枚数を増やすと、熱がこもって余計に熱が上がる。むしろ普段より1枚少なくするなどして放熱する。

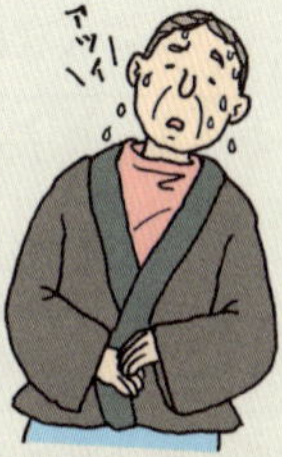

安易に解熱剤を使う

解熱剤で急激に体温を下げると、免疫力を低下させたり回復を遅らせる危険がある。解熱剤の使用は必ず医師の指示に従う。

➡こんな病気が考えられます

感染症（風邪症候群、インフルエンザなど）、呼吸器系疾患（肺炎など）、泌尿器系疾患（尿路感染症、膀胱《ぼうこう》炎、急性腎《じん》盂《う》腎炎など）、不明熱　など

息が苦しい、呼吸困難

POINT 息苦しさや呼吸困難は持病の悪化のほか、誤嚥《ごえん》などが原因で起こります。とくに突然起こった場合やいつもと様子が違う場合は緊急性が高いことが多く、応急処置が必要です。症状が改善した場合も早めに受診しましょう。

1 ▶まずここをチェック

1	意識の状態が悪化していないか
2	呼吸数、呼吸の深さ、呼吸音。呼吸が規則的かどうか
3	無呼吸状態はあるか
4	息が吸いにくいのか、吐きにくいのか、その両方か
5	肩を揺らして呼吸しているか
6	口をすぼめて首に青筋を立てているか
7	胸の動きに左右差があるか
8	息を吸うと鎖骨《さこつ》や肋骨《ろっこつ》、みぞおちあたりがへこむか。胸と腹が交互にふくらんだりへこんだりはないか
9	顔色や唇、爪の色はどうか
10	口やのどにたんや食べ物の残りなどがないか

2 ▶ その他のチェックポイント

1	せき込みがあるか	
2	誤嚥した様子はあるか	
3	バイタルサインの変化はあるか	
4	しびれはあるか	
5	SpO_2（血液中の酸素飽和度）の低下はあるか	
6	大きなストレスはなかったか	
7	持病はあるか	
8	飲んでいる薬はあるか	

3 ▶ こんなときは…

窒息による呼吸困難のとき

窒息してのどに異物が詰まり、呼吸が苦しくなっている場合は、背《はい》部《ぶ》叩《こう》打《だ》法《ほう》（⇒P142）、ハイムリック法（⇒P142）で異物を取り除く。

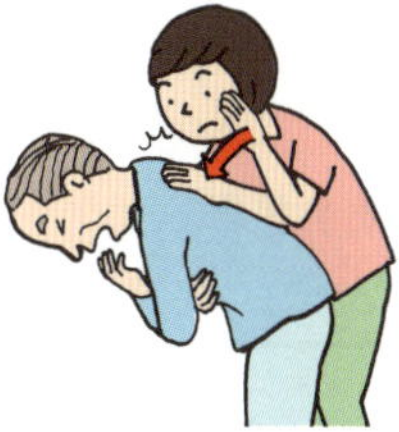

背部叩打法

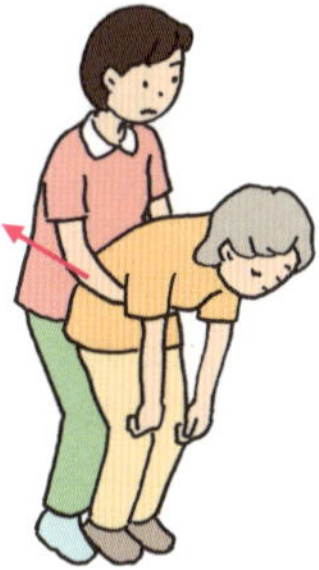

ハイムリック法

4 ▶ 応急処置

❶ 意識の有無を確認する

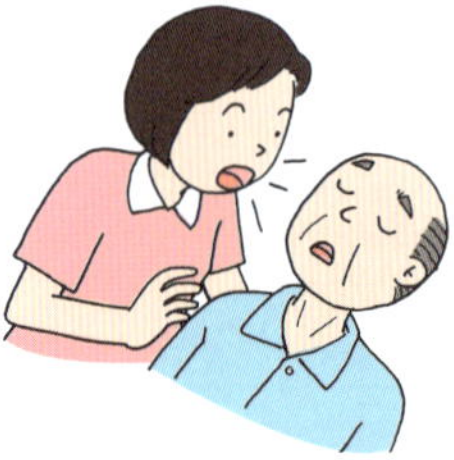

意識がない、はっきりしない場合は、気道確保（⇒P11）する。呼吸状態が悪ければ心肺蘇生（⇒P12）を行い、AED（⇒P14）があれば使用し、救急車を呼ぶ。

❷ 呼吸状態を確認する

口元に頬や手を近づけたり、胸や腹の上下運動を見るなどして呼吸を確認する。

A 呼吸停止の場合

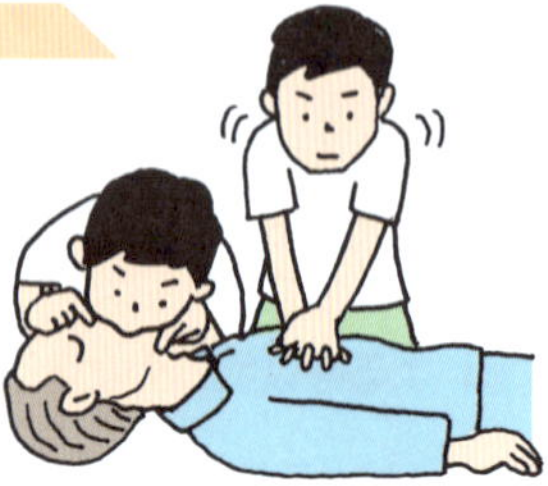

すぐに救急車を呼ぶ。気道確保（⇒P11）してから心肺蘇生（⇒P12）を行い、あればAED（⇒P14）を使用する。1人しかいないときは胸骨圧迫を優先する。

B 呼吸状態がいつもと違う・おかしい

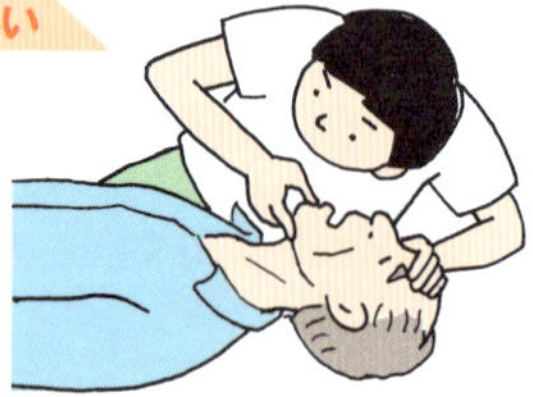

救急車を呼ぶ。救急車が到着するまで気道確保する。

C 呼吸状態がいつもより少し悪い

本人が楽な姿勢を取らせ、ゆっくり、大きな呼吸を促す。できるだけ早く受診する。

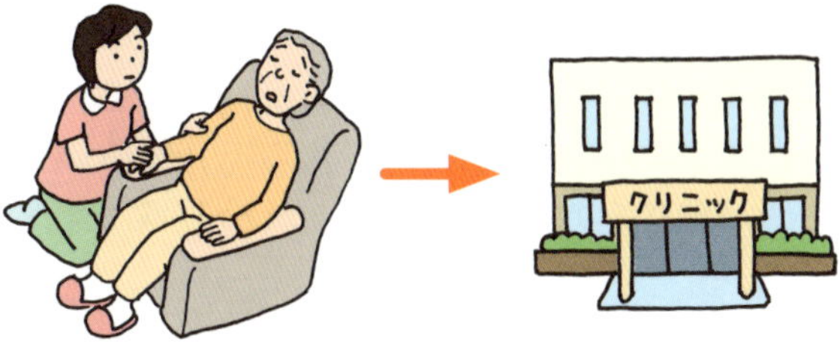

やってはいけない

高い枕を使う

頭や肩に高い枕をあてると、首が前に曲がって気道をせばめ、呼吸を妨げてしまう。

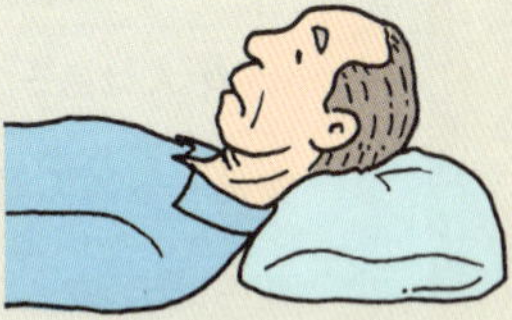

自己判断で酸素吸入をしたり、酸素流量の増量をする

必要以上に濃度の濃い酸素を吸入すると、血液中に二酸化炭素が貯留し、場合によっては呼吸停止することもあるので、必ず医師の指示に従う。

➡こんな病気が考えられます

呼吸器系疾患（気管支ぜんそく、肺炎、肺結核、肺気腫《きしゅ》など）、循環器系疾患（急性心筋梗塞《しんきんこうそく》、狭心症《きょうしんしょう》など）、神経系疾患（不安神経症など）　など

血圧の急変

POINT 血圧は個人差があり、日常生活の中のささいなことで影響を受け、常に変化しています。ただし、急に上がったり、ほかの症状を伴うときは病気の場合も。出血やショック状態での血圧低下は早急な対応が必要です。

1 ▶まずここをチェック

血圧上昇（収縮期180mmHg／拡張期120mmHg目安）	1	意識はあるか
	2	けいれんはあるか
	3	頭痛、後頸《こうけい》部《ぶ》痛はあるか
	4	顔色はどうか
	5	どのような状況で起きたか
血圧低下（収縮期100mmHg～90mmHg目安）	1	意識はあるか
	2	呼吸状態はどうか
	3	ショック症状はあるか
	4	どのような状況で起きたか
	5	尿は出ているか

2 ▶ その他のチェックポイント

血圧上昇（収縮期180mmHg／拡張期120mmHg目安）	1	頭痛、胸痛、腰背部痛はあるか	
	2	めまい、ふらつきはあるか	
	3	耳鳴りはあるか	
	4	吐き気、嘔吐《おうと》はあるか	
	5	持病はあるか	
	6	降圧剤を飲み忘れていないか	
血圧低下（収縮期100mmHg〜90mmHg目安）	1	めまい、立ちくらみはあるか	
	2	倦怠《けんたい》感、脱力感はあるか	
	3	生あくびは出るか	
	4	出血はあるか（外傷、吐血《とけつ》、下血、内出血）	
	5	転倒や打撲などはあったか	
	6	長風呂や排便などとの関連はあるか	
	7	持病はあるか	
	8	飲んでいる薬はあるか	

※温度差、姿勢の変化、食事、排便などによる血圧の変化は心配ありませんが、顔色が悪い、意識障害などほかの症状が伴う場合は要注意です

3 ▶ こんなときは…

入浴するときは

とくに冬期は急な温度変化が血圧急変の原因になるため、室内、廊下、脱衣室、浴室の温度差を小さくする。お湯の適温は40℃前後。ぬるく感じる場合は高温に沸かさず、シャワーで温かい湯を足す。浴室の温度と湿度を上げると快適に感じる。

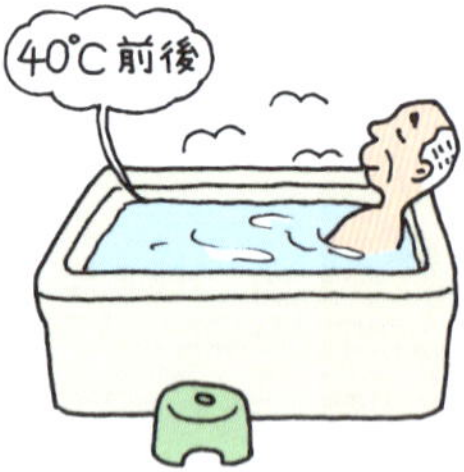

4 ▶ 応急処置

① 安静にする

血圧が高い場合、上半身を高めにして横にする。

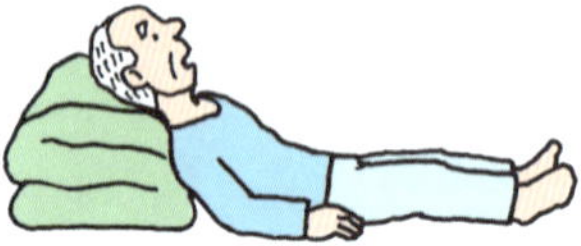

血圧が低い場合は、頭を低くして、本人が楽な体位にする。

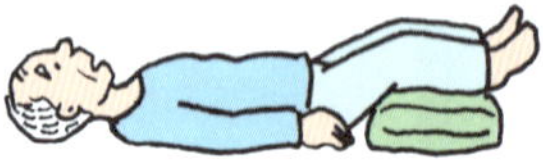

② 10分したら再び血圧を測る

平常血圧に戻っていたら、安静を保ち様子をみる。ほかに症状がなくても血圧が高い状態が続く場合は、動脈硬《どうみゃくこう》化《か》が進行している可能性があるので、医師に相談する。血圧低下が続いている場合は、早めに医師に報告を。

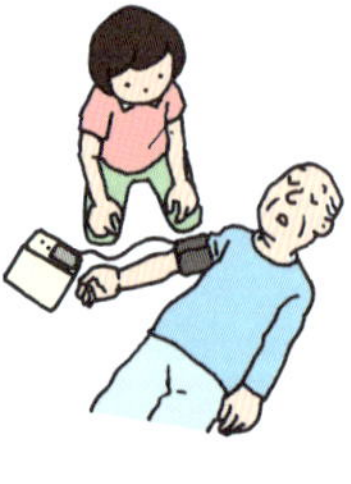

✕ やってはいけない

血圧が高いとき

興奮させる

怒りなどで興奮すると、交感神経の働きで血管が収縮して血圧が上昇する。

トイレでいきむ

排便でいきむと腹圧がかかるために、瞬間的に最高血圧が60〜70mmHg上昇する。

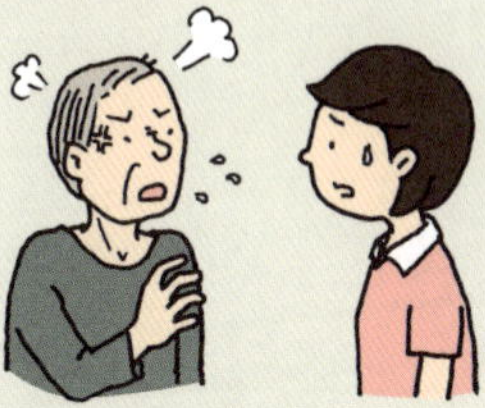

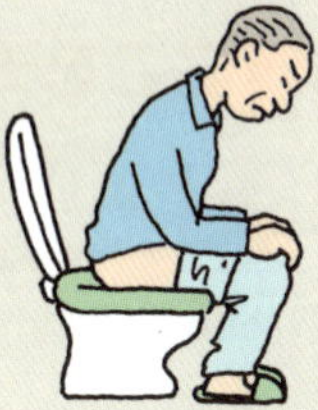

血圧が低いとき

いすなどに座らせたまま様子をみる

座った姿勢を続けているだけで、血圧が低下したり、脳貧血が起こることがあるので、必ず寝かせて休ませる。

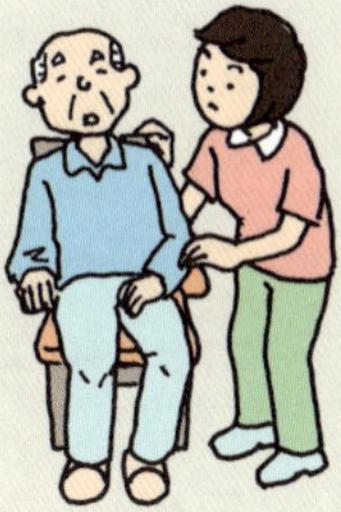

➡こんな病気が考えられます

循環器系疾患（急性心筋梗塞《しんきんこうそく》、急性大動脈解離《だいどうみゃくかいり》、起立性低血圧など）、神経系疾患（迷走神経調節不全など）、ショック症状　など

けいれんを起こした

POINT けいれんとは、発作的に全身または手足や顔などの筋肉が部分的にこわばったり、ピクピクと収縮するものです。危険性が高いのはてんかん発作後の睡眠中にけいれんをくり返す重積発作で、救急受診が必要です。

1 ▶ まずここをチェック

1	意識はあるか
2	呼吸状態はどうか
3	どこにけいれんが起きているか
4	けいれんは部分的か全身か
5	どれくらい続いているのか
6	くり返し起こしていないか
7	発作後、眠ったか

2 ▶ その他のチェックポイント

1	頭痛はあるか	

2	吐き気、嘔吐《おうと》はあるか	
3	失禁はあるか	
4	発作時にけがはしなかったか	
5	症状に左右差はあるか	
6	発熱はあるか	
7	日常生活や活動量に変化があったか	
8	疲労がたまっていなかったか	
9	持病はあるか	
10	飲んでいる薬はあるか	
11	けいれん止めの薬はきちんと飲んでいたか	

3 ▶ こんなときは…

けいれん以外の症状があるときは

熱が高い場合は、氷枕などで冷やす。嘔吐がある場合は、顔を横に向けて、誤嚥《ごえん》しないようにする。吐いたものが口腔《こうくう》内に残っているときは指にガーゼなどを巻いてかき出す。

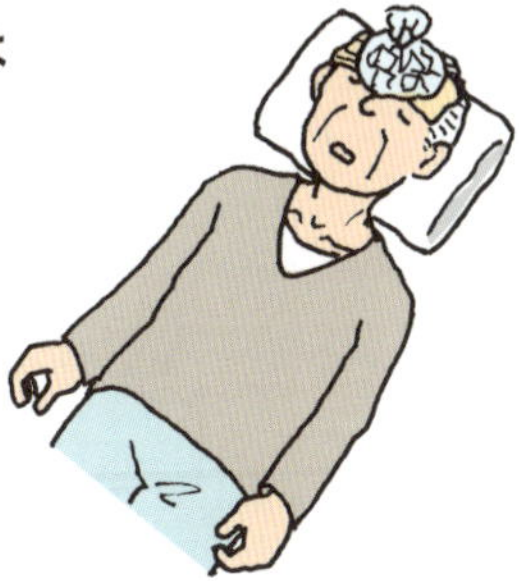

4 ▶ 応急処置

① 周囲の危険物を取り除く

発作の際、周囲にある割れる危険のある物（メガネ、コップなど）でけがをすることもあるので、手や体があたらないように片づける。いすなどに座っている場合は、床に降ろして寝かせる。臥床時は楽な姿勢を取る。ベッドの場合は転落しないように毛布やタオルなどで保護をした柵をする。

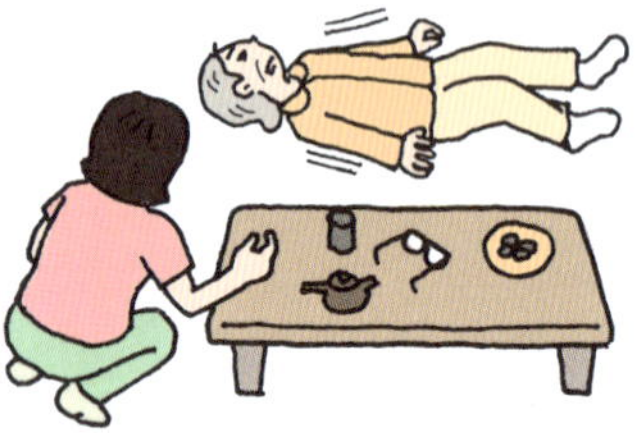

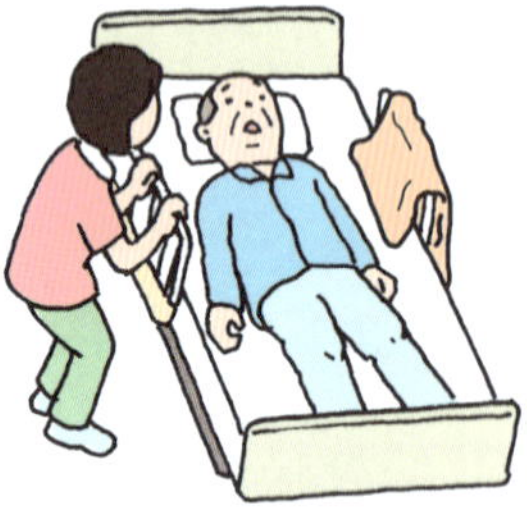

② 下が平らな場所に寝かせる

枕が高い場合ははずす。刺激を与えないように部屋は暗めにする。

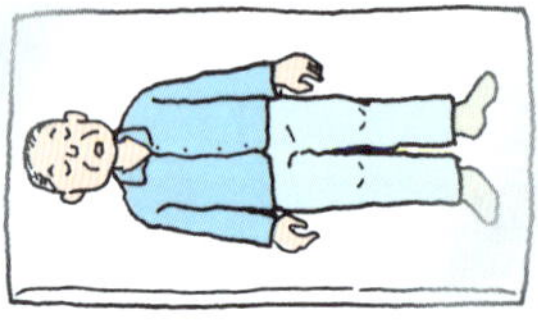

③ 衣服をゆるめ、様子を観察する

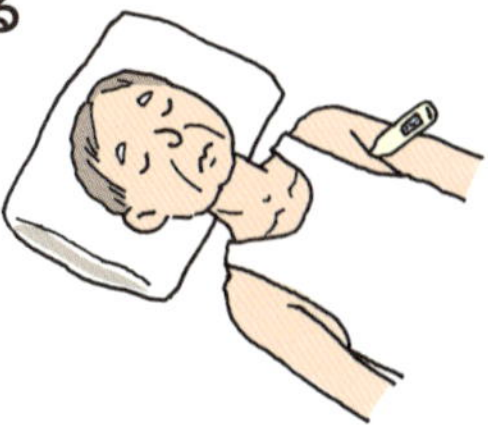

呼吸が楽にできるように衣服をゆるめる。体温を測り、意識の有無、けいれんの持続時間（時間をメモする）、眼球の動き、けいれんの様子（けいれんが全身性か部分的か、左右差はあるか）を確認する。

✖ やってはいけない

体を激しく揺すったり、大声で呼びかける

体を揺すられたり、大声を聞くことが脳への刺激となり、再びけいれんを起こすことがある。

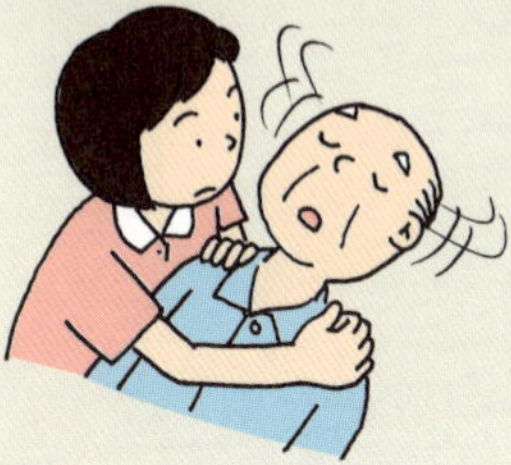

無理に口をこじ開けたり、割りばしやハンカチなどを口の中に詰める

歯や口腔《こうくう》内を傷つけたり、舌を奥に押し込むと呼吸困難を起こす危険がある。

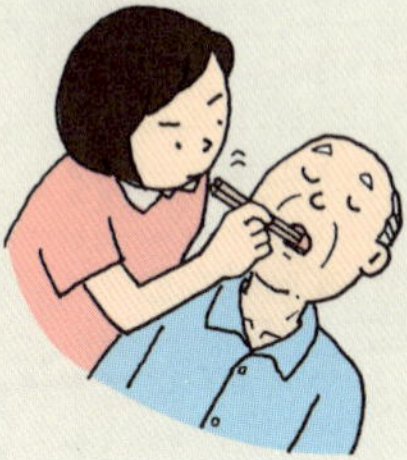

➡こんな病気が考えられます

脳血管障害（脳挫傷《のうざしょう》、急性硬膜《こうまく》下《か》血腫《けっしゅ》など）、神経系疾患（てんかん、症候性てんかん、熱性けいれんなど）、泌尿器系疾患（尿毒症など）、代謝・内分泌疾患（糖尿病など）、細菌性髄膜炎《ずいまくえん》、敗血症　など

吐いた

POINT 嘔吐《おうと》の原因は、ストレスや車酔いから、感染症、命にかかわる脳血管障害までさまざまです。少しでも感染症の疑いがある場合は、感染対策を十分に行い集団感染を予防しましょう。

1 ▶ まずここをチェック

1	吐いた量、性状、色、混入物、においはどうか
2	嘔吐の回数。くり返し吐いているか。 吐き気は続いているのか
3	何をいつ食べたか
4	血液混入はあるか
5	嘔吐前に転倒や打撲はなかったか
6	同時期に同じ症状を訴える人はいないか
7	過度な緊張や興奮がなかったか
8	嘔吐以外の症状はないか

2 ▶ その他のチェックポイント

1	頭痛はあるか	
2	腹痛はあるか	
3	下痢はあるか	
4	発熱はあるか	
5	脱水はあるか	
6	誤嚥《ごえん》はあるか	
7	めまいはあるか	
8	ぐったりしていないか	
9	口臭はあるか	
10	便秘は続いていないか	

3 ▶ こんなときは…

食中毒が疑われるとき

吐しゃ物は袋などに入れて密封し、衣類やシーツなどは消毒する。原因だと思われる食品や空の容器、包装紙なども保管する。同じ施設を利用している人で、同じような症状が出ている人はいないかを確認する（⇒P69参照）。

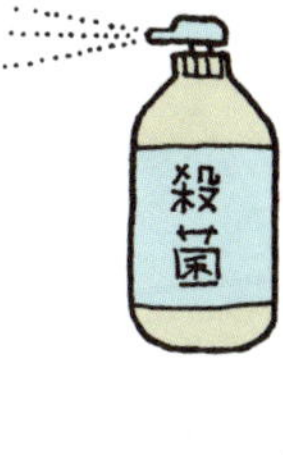

4 ▶ 応急処置

① 吐き気を無理に止めない、無理に吐かせない

背中をさすって吐けるだけ吐かせる。口腔《こうくう》内に吐しゃ物が残ると吐き気を誘発したり誤嚥《ごえん》につながるので、落ちついたらうがいや口腔ケアを行い、口腔内をきれいにする。

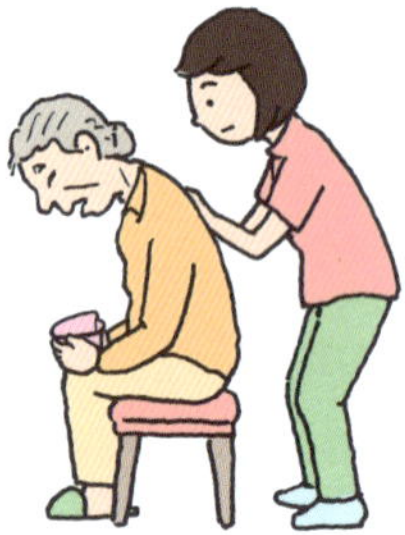

背中をさすると吐きやすくなる

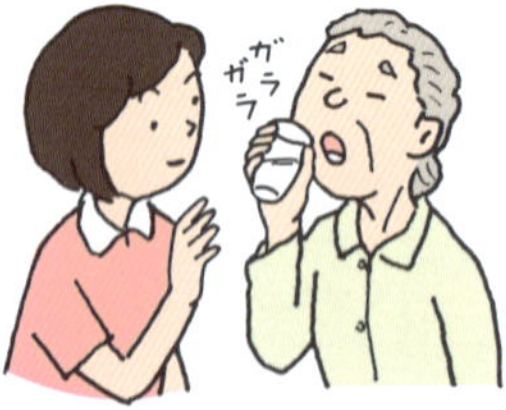

うがいをして口腔内を清潔にする

② 横向きに寝かせる

基本は横向きに寝かせるが、難しいときはあお向けに寝かせて、顔を横に向ける。再び吐いたときのためにガーグルベースやビニールをかけた洗面器などを用意する。吐いたものが残っているときは、口腔内をかき出して除去する。

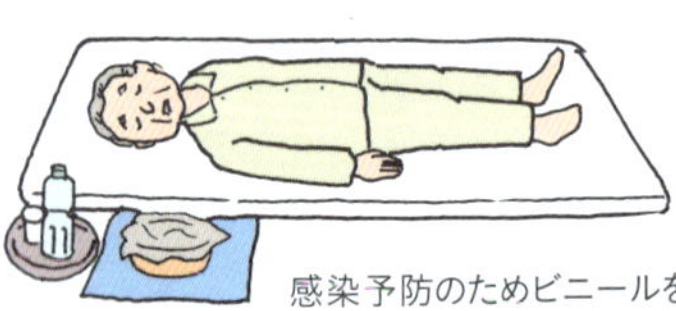

感染予防のためビニールをかけた洗面器などを用意する

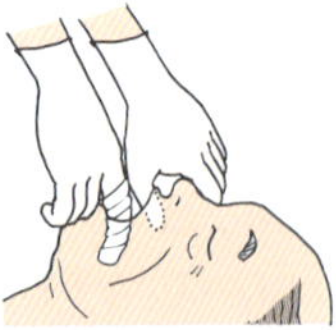

③ 水分補給をする

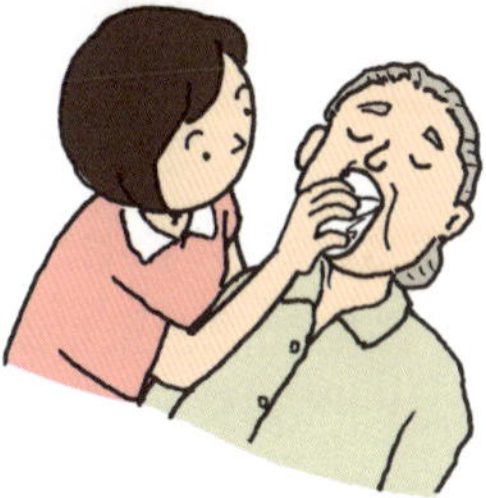

水分が失われるので、吐き気が落ち着いたら、経口補水液やスポーツ飲料など電解質を補うものを与える。嫌がるようなら無理せずに本人が飲めるもので水分補給する。

✖ やってはいけない

顔を上に向かせて寝かせる

吐いたもので気道が詰まる危険があるので、顔を上に向けて寝かせてはいけない。あお向けに寝たがる場合は、顔だけでも横に向ける。

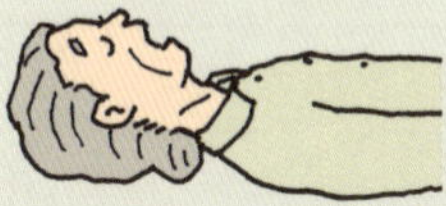

吐くのを我慢させる

症状が悪化することがあるので、吐くのを我慢させない。また医師の指示なく自己判断で吐き気止めを飲ませない。

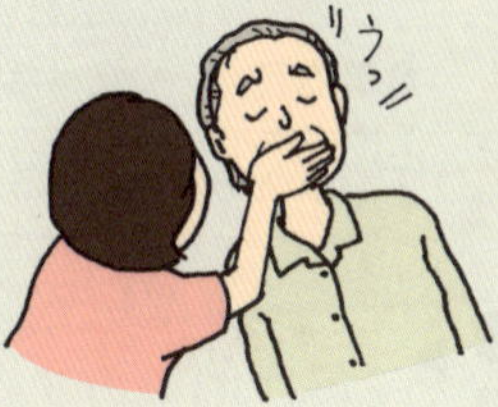

➡こんな病気が考えられます

消化器系疾患（胃炎、胃・十二指腸潰瘍《かいよう》、虫垂炎、胆石、腸閉塞《へいそく》など）、脳血管障害（くも膜下出血、脳腫瘍《のうしゅよう》など）、感染症（食中毒など）、腎不全、メニエール病、心筋梗塞《しんきんこうそく》　など

下痢をした

POINT 急性の下痢は食中毒などの感染が原因のことがあり、感染症予防対策が必要となります。また、下痢が続くと水分や電解質を失って脱水症状を起こしたり、肛門周囲のトラブルや疲労感などから全身症状の悪化につながることがあります。

1 ▶ まずここをチェック

1	便の性状、混入物、におい、血便があるか
2	いつから始まったのか。突然起こったのか
3	どれくらい続いているか（回数、時間）
4	食事内容、いつ食べたのか
5	下痢以外の症状はあるか

2 ▶ その他のチェックポイント

1	吐き気、嘔《おう》吐《と》があるか	
2	発熱はあるか	
3	腹痛はあるか	

4	冷や汗はあるか	
5	手足などの末梢《まっしょう》の冷感はあるか	
6	血圧の低下や上昇はあるか	
7	肛門周囲の皮膚の状態はどうか	
8	尿の減少はあるか	
9	脱水傾向はあるか	
10	ほかに同じ症状の人はいるか	

3 ▶ こんなときは…

数人に下痢がみられるときは

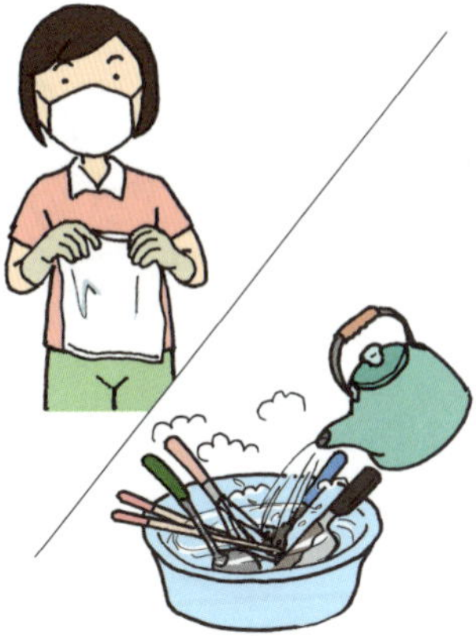

食中毒などの感染が疑われる。感染が広がらないようにディスポーザブルマスクや手袋、ビニールエプロンを着用して便の処理をし、感染の拡大を防ぐ。感染源や感染経路の特定とともに、室内や調理器具などの消毒や便、吐しゃ物などの処理は迅速に行う。

4▶応急処置

❶ 安静にする

便の処理をしたら、体力を消耗しないように楽な姿勢で安静にする。吐き気がある場合は回復体位を、腹痛がある場合は、ひざを曲げ腹部の緊張をやわらげる側臥位《そくがい》か仰臥位《ぎょうがい》を取らせる。

回復体位（⇒P17）

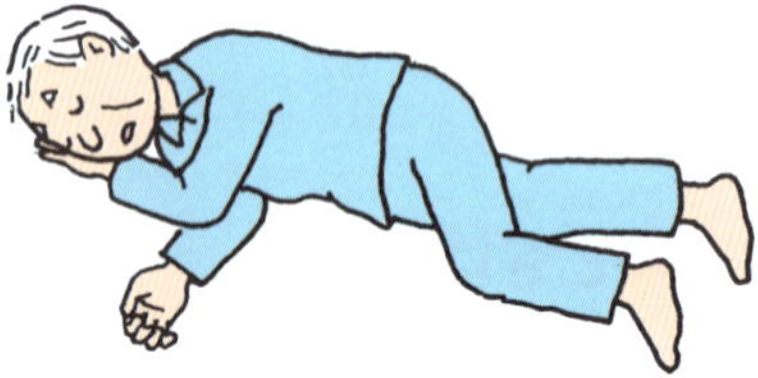

側臥位（横向き）

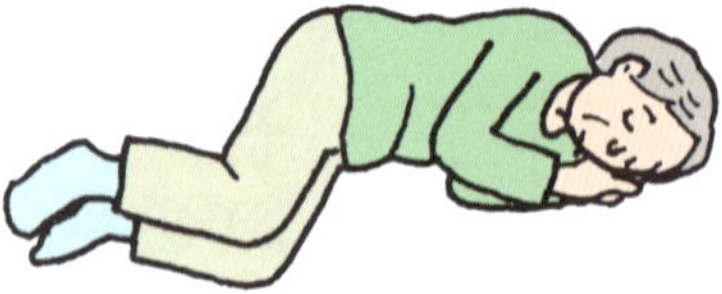

仰臥位（あお向け）

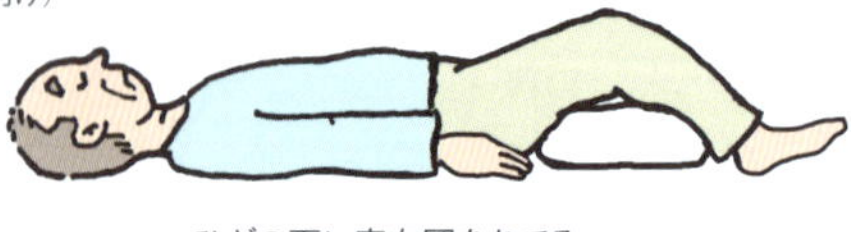

ひざの下に座布団をあてる

② 水分補給をする

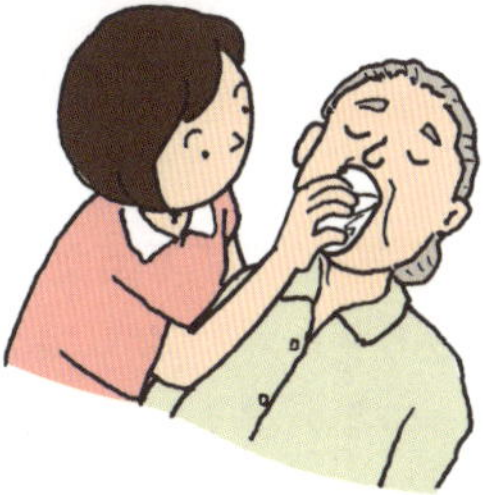

下痢が激しく脱水症状が心配される場合は、本人が飲めるものでよいので水分を補給する。一度にたくさん飲ませると吐くことがあるので、こまめに少量ずつ飲ませる。

✖ やってはいけない

自己判断で下痢止め、鎮痛剤、抗生物質、抗菌薬を使う

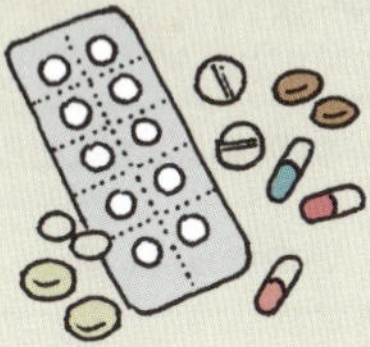

菌が腸内にとどまったり、病原菌が見つからなかったりして回復を遅らせる危険がある。

ちょっとアドバイス

嘔吐《おうと》や下痢のときは脱水予防にスポーツ飲料などをこまめにとりたい。嫌がる場合には、熱いほうじ茶に梅干しを入れたものや、甘いくず湯、レモネード、炭酸を抜いたサイダーなど、昔からなじみのある味の飲み物をすすめる。

➡こんな病気が考えられます

感染症（細菌性胃腸炎、ウイルス性胃腸炎など）、消化不良、アレルギー性下痢、非感染性胃腸炎、下剤の不適切な使用、経管栄養の不適切な使用（濃度、温度、注入速度）　など

頭が痛い

POINT くも膜下出血など生命にかかわる疾患が原因の頭痛もあります。突然に起きた激しい頭痛や今まで経験したことのないような痛みのときには、様子をみたりせずにすぐに救急車を呼びましょう。

1 ▶まずここをチェック

1	突然起こったのか
2	いつから痛いのか
3	どのような痛みか（割れそう、締めつけられる）
4	頭のどこが痛いのか
5	外傷はあるか

2 ▶その他のチェックポイント

1	けいれんはあるか、部位はどこか	
2	手足のしびれ、脱力、まひはあるか	
3	頭痛以外の症状に左右差はあるか	

4	ろれつが回らないか	
5	言葉の出にくい感じはあるか	
6	物が二重に見えたりするか（複視）	
7	吐き気、嘔《おう》吐《と》はあるか	
8	めまい、ふらつきはあるか	
9	眼球異常はあるか	
10	頸《けい》部《ぶ》硬《こう》直《ちょく》（首のつっぱり）はあるか	
11	発熱、せき、たんはあるか	
12	持病はあるか	
13	飲んでいる薬はあるか	

3 ▶ こんなときは…

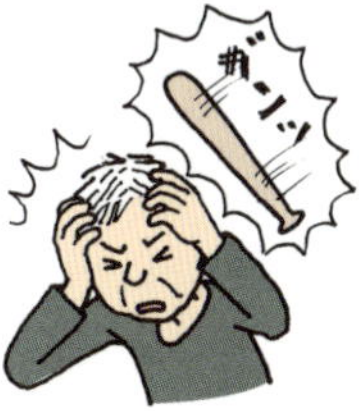

バットで殴られたような激しい頭痛が急に起こったとき

くも膜下出血が疑われるので、むやみに動かさず安静にして至急救急車を呼ぶ。

嘔吐や意識障害を伴う頭痛が急に起きたとき

脳血管障害が疑われるので、むやみに動かさず救急車を呼ぶ。体にまひがある場合は、まひ側の手足が下にならないようにする。

4 ▶ 応急処置

① 頭を動かさないようにして安静を保つ

衣服をゆるめ、頭を動かさないようにして、回復体位（⇒P17）を取らせる。

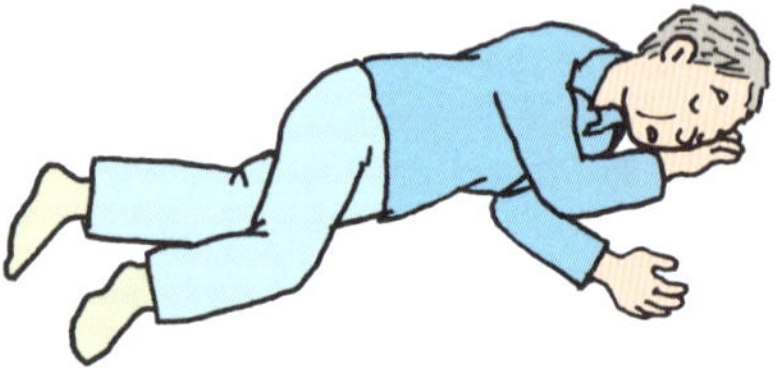

② 吐き気がある場合は、顔を横に向ける

誤嚥《ごえん》を防ぐために顔を横に向け、吐しゃ物や口に入っているものを出させる。口腔《こうくう》内に残っている場合は指でかき出す。

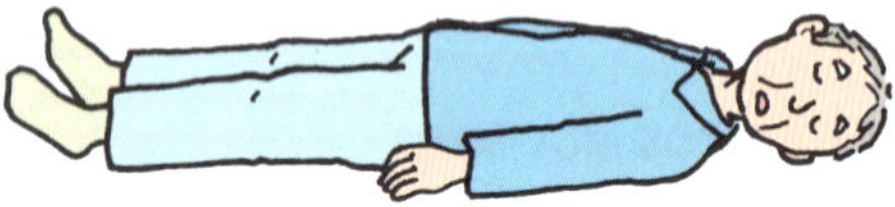

ちょっとアドバイス

普段から頭痛があると、重大な病気につながる頭痛を見逃しがちになる。いつもと痛み方が違う、痛む場所が違う、いつも飲んでいる薬がきかないというときには、すぐに受診する。

✖ やってはいけない

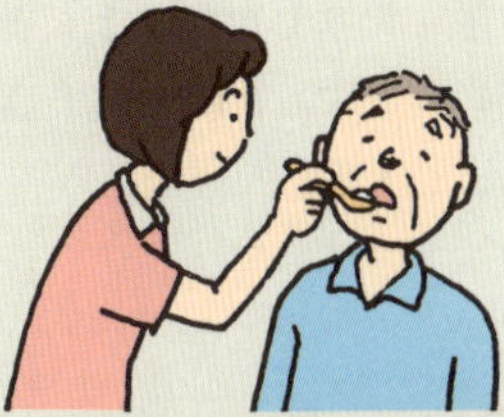

無理に飲食をさせる

飲食をさせると、気分が悪くなったり吐き気を誘うことがある。

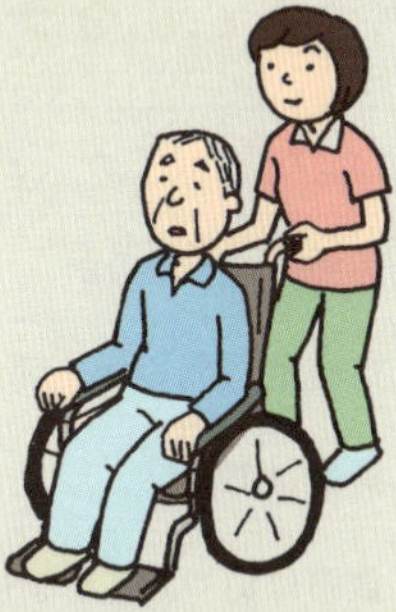

歩かせたり、車いすで移動する

血圧が急変する危険があるので、病院を受診するときもストレッチャーなどに寝かせた姿勢で移動する。

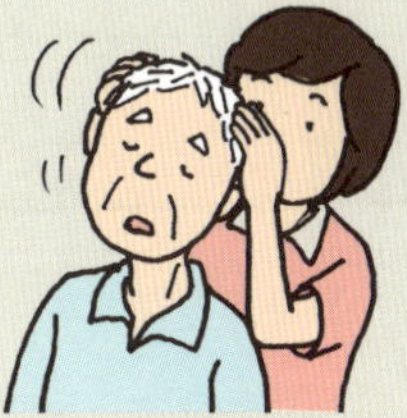

頭を揺らす

頭を揺らすと頭痛がひどくなることがある。また、脳内出血などが起こっていると症状を悪化させる。

➡こんな病気が考えられます

脳血管障害（くも膜下出血、脳内出血など）、髄膜炎《ずいまくえん》、急性緑内障《りょくないしょう》　など

おなかが痛い

POINT 急激で、軽く押したり触ったりしただけでも痛みを訴える場合は、緊急な対応が必要です。胃腸の感染症が原因の腹痛もあるので、注意しましょう。

1 ▶ まずここをチェック

1	いつから、どこが、どのように痛いのか
2	突然起こったのか
3	持続的な痛みか、間欠的な痛みか（どんなときに強くなるのか）
4	排便はあるか
5	食事はいつ、どんなものを食べたか
6	腹部を触ろうとすると嫌がったりするか
7	腹部が板のように硬いか、パンパンに張っていないか

2 ▶ その他のチェックポイント

1	吐き気、嘔吐《おうと》はあるか	
2	下痢、便秘はあるか	

3	吐血《とけつ》、下血はあるか	
4	発熱はあるか	
5	血圧の上昇、低下はあるか	
6	便の色はどうか。黒くないか	
7	冷や汗、顔色が青白くないか	
8	手足などの末梢《まっしょう》の冷感はあるか	
9	口臭はあるか	
10	腹部を強く打ったことなどはないか	
11	黄疸《おうだん》や貧血はないか	

3 ▶ こんなときは…

急激な腹痛の場合

腹腔《ふくくう》内の臓器が炎症や出血が原因の急性腹症の可能性があるので救急車を呼ぶ。ほかに臓器の破裂、穿孔《せんこう》、腹腔内出血、イレウスなどの疑いがある。

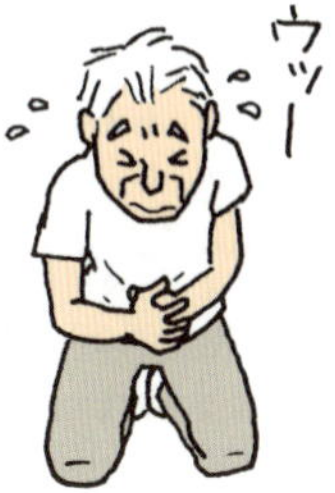

4 ▶ 応急処置

① 楽な姿勢を取らせる

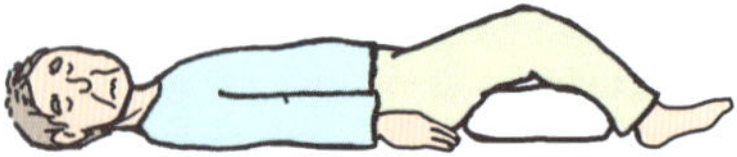

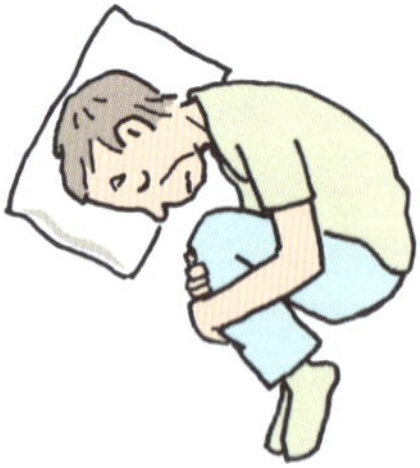

ひざを立て、ひざの下に座布団をあててあお向けに寝かせる。吐くことがあるので顔は横を向ける。または横向きでひざをかかえる姿勢を取る。

② 衣服をゆるめる

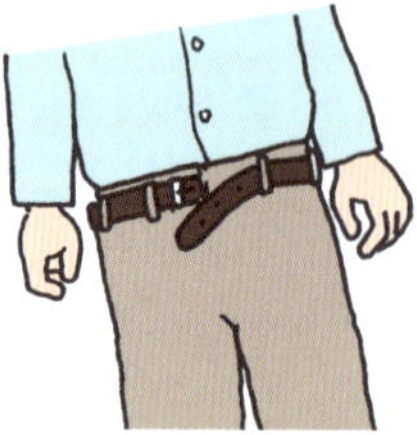

衣服をゆるめて、腹部の圧迫を避ける。ズボンや下着のほか、おむつの場合もゆるめにあてる。

腹痛部位別考えられる病気

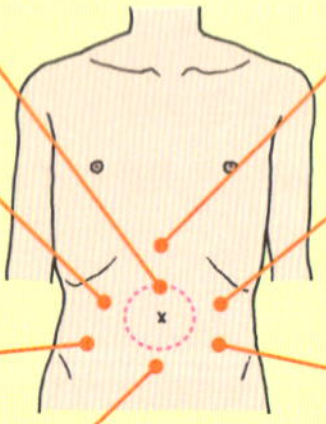

臍《さい》周囲痛／急性虫垂炎　急性膵炎　虚血性大腸炎

右上腹痛／胆石症　十二指腸潰瘍《かいよう》　急性胆嚢《たんのう》炎　イレウス（腸閉塞）

右下腹痛／急性虫垂炎　卵巣茎捻転《けいねんてん》　尿路結石　急性胆嚢炎　イレウス（腸閉塞）

下・中腹部痛／子宮内膜症　腸炎　イレウス（腸閉塞）急性虫垂炎

心窩《しんか》部痛／胃・十二指腸潰瘍　イレウス（腸閉塞《へいそく》）　心筋梗塞《しんきんこうそく》　急性膵炎《すいえん》

左上腹痛／胃潰瘍　イレウス（腸閉塞）　尿路結石

左下腹痛／卵巣茎捻転　尿路結石　潰瘍性大腸炎　S状結腸憩室炎《けっちょうけいしつえん》　イレウス（腸閉塞）

腹部全体／胃・十二指腸潰瘍　急性胆嚢炎　イレウス（腸閉塞）　急性虫垂炎　腸間膜《ちょうかんまく》動脈閉塞《どうみゃくへいそく》　腹部大動脈瘤《だいどうみゃくりゅう》破裂　急性膵炎

やってはいけない

おなかを温める

原因がわからない状態で温めると悪化することがある。

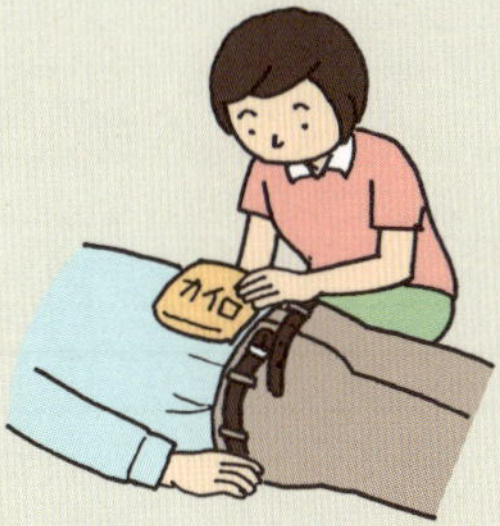

安易に鎮痛剤や下剤、下痢止めなどの薬を使う

痛みを抑えることで症状がわからなくなり、診断が遅れることもある。

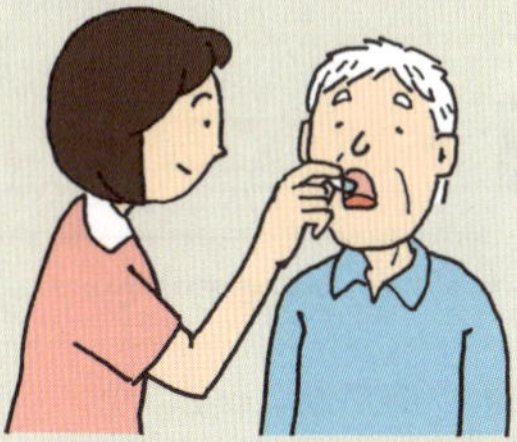

ちょっとアドバイス

高齢者は痛みの感覚が鈍っていることが多いため、重大な病気でも軽度の痛みしか訴えないことがある。たとえ鈍痛でも痛みが続く場合は、軽視せずに早めに受診する。また心筋梗塞《しんきんこうそく》など腹部以外の疾患や障害でも、腹痛として現れる場合があるので注意する。

➡こんな病気が考えられます

消化器系疾患（胃・十二指腸潰瘍、胃潰瘍、腸閉塞、虫垂炎など）、循環器系疾患（心筋梗塞など）、泌尿器系疾患（尿路結石など）、感染症（細菌性胃腸炎、ウイルス性胃腸炎など）　など

胸が痛い

POINT 胸の痛みの原因は、心臓や肺の疾患に限りません。突然痛みが起こった、初めて胸の痛みを訴えた、痛みがなかなかおさまらないというときは、軽度の痛みでも様子をみたりせずに、すぐに受診しましょう。

1 ▶ まずここをチェック

1	いつから痛むのか
2	突然起こったのか
3	胸のどこが、どのように痛むのか
4	痛みはだんだん強くなっているか
5	持続時間はどれくらいか
6	何かしているときに痛む、横になっているときに痛むなど痛みが起こるのはどんなときか

2 ▶ その他のチェックポイント

1	意識はあるか	

2	呼吸状態はどうか	
3	ショック症状はあるか	
4	指示された薬を飲んでいるか	
5	チアノーゼはあるか	
6	動悸《どうき》、めまいはあるか	
7	吐き気、嘔吐《おうと》はあるか。血は吐いていないか	
8	せきは出るか	
9	ぐったりしていないか	
10	持病はあるか	
11	飲んでいる薬はあるか	

3 ▶ こんなときは…

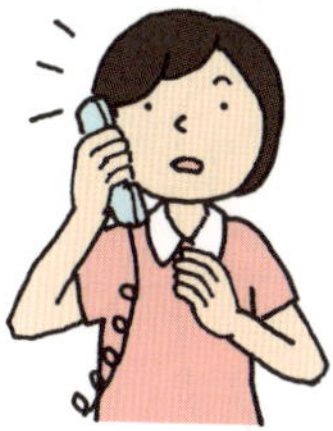

ニトログリセリンを使っても あまり効果がないとき

ニトログリセリン錠はきちんと舌下に入っていないと、効果が出るのが遅くなる（⇒P83）。きちんと舌下に収まっているのにもかかわらず、胸痛が緩和しない場合は、心筋梗塞《しんきんこうそく》に移行している可能性があるので、すぐに救急車を呼ぶ。

4 ▶ 応急処置

① 衣服をゆるめて楽な姿勢を取らせる

呼吸しやすくするために衣服をゆるめる。座位または半座位（30〜45°）にして、背中やひざの下に座布団や枕などをあて、本人が楽な姿勢にする。寒がる場合は、毛布などで保温する。

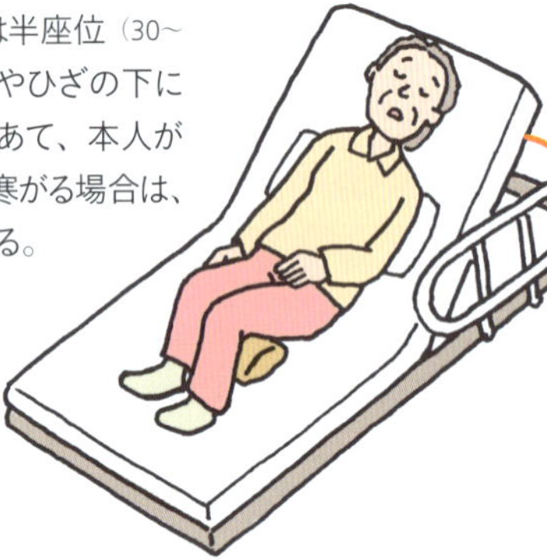

② 吐き気があるときは吐かせる

側臥位《そくがい》（横向き）にし、吐き気があるときは吐かせる。吐いたものが口腔《こうくう》内に残っているときは、指にガーゼなどを巻いてかき出す。入れ歯ははずす。落ち着いたら、うがいをさせる。

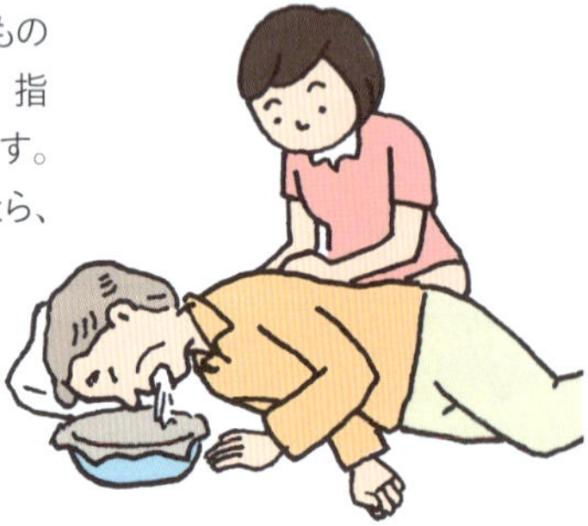

感染予防のためビニールをかけた洗面器などを用意する

③ 薬を使う

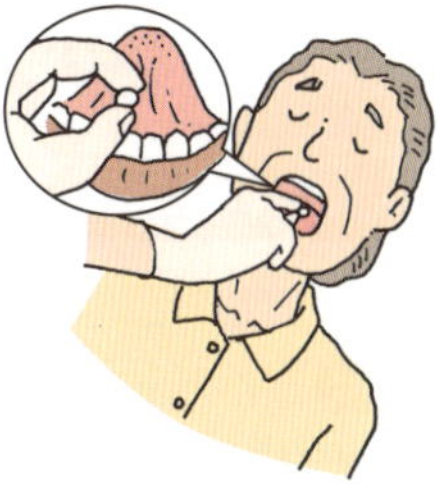

ニトログリセリンなど、医師に指示された薬があるときは使う。ニトログリセリンはきちんと舌下に入れる。

✖ やってはいけない

自己判断で薬を飲ませる

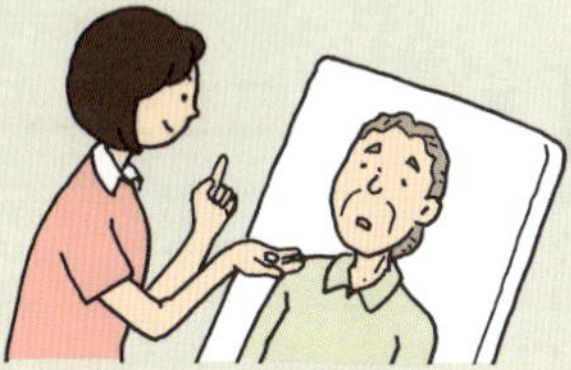

胸痛の原因はさまざまなので、自己判断でニトログリセリンや市販薬を飲ませない。症状が悪化する危険がある。

ちょっとアドバイス

心筋梗塞《しんきんこうそく》の痛みは、奥歯、下あご、胸の中央、左胸、みぞおち、胃部、腹部、左肩、背中など、さまざまな部位に現れることがある。心臓を中心に半径20cm以内に痛みが起こったら、心臓の病気を疑い、すぐに受診する。

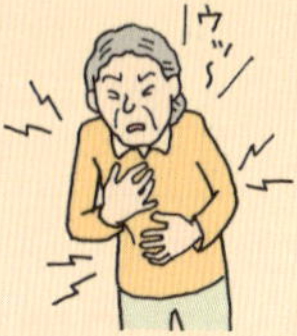

➡こんな病気が考えられます

循環器系疾患（狭心症《きょうしんしょう》、急性心筋梗塞など）、呼吸器系疾患（肺血栓塞栓《はいけっせんそくせん》症、肺梗塞《こうそく》症など）、消化器系疾患（急性膵炎《すいえん》など）　など

突然激しいせきが出た、せきが続く

POINT 突然激しいせきが続いたり、ほかの症状を伴う場合は、緊急性が高くなります。突然始まる胸痛や、呼吸困難を伴っている場合は救急車を呼びます。微熱やせきが長く続く場合は結核の疑いもあります。

1 ▶ まずここをチェック

1	突然始まったのか
2	どれくらい続いているのか
3	たんのからみはあるか
4	呼吸状態はどうか
5	口腔《こうくう》内に異物はあるか
6	食事との関連はあるか

2 ▶ その他のチェックポイント

1	顔色はよいか	

2	チアノーゼはあるか	
3	たんの性状はどうか（色、量、粘度、におい）	
4	ぐったりしていないか	
5	食欲はあるか	
6	全身倦怠《けんたい》感はあるか	
7	ぜんそくなどの持病はあるか	

3▶こんなときは…

微熱やせきが長引くとき

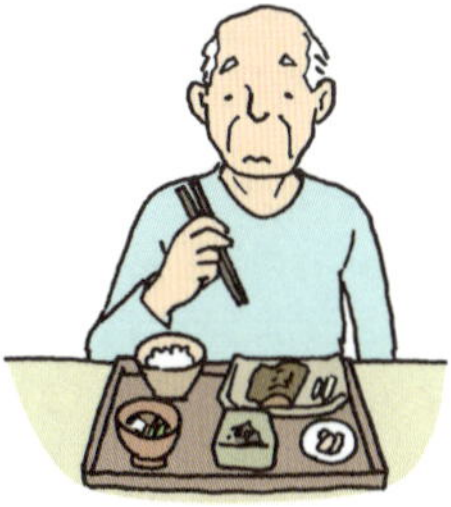

微熱やせきのほか、たんや食欲不振、全身倦怠感などが2週間以上持続するときは、結核の可能性があるので、早めに受診して医師の指示を仰ぐ。

ぜんそく発作のとき

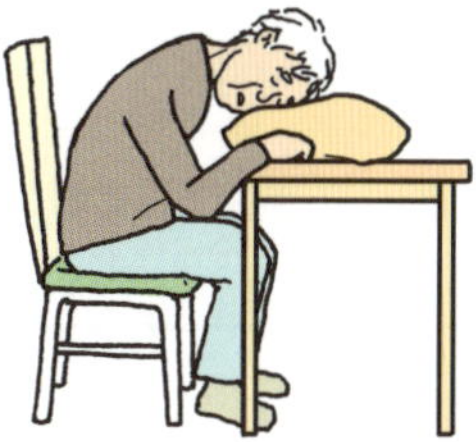

医師の指示があれば、吸入薬を使う。横になっているよりも上半身を起こし、大きめのクッションを抱えるようにして前かがみの姿勢（顔は横向き）を取ると、少し楽になる。

4 ▶ 応急処置

① 本人が楽な姿勢を取らせ、背中をさする

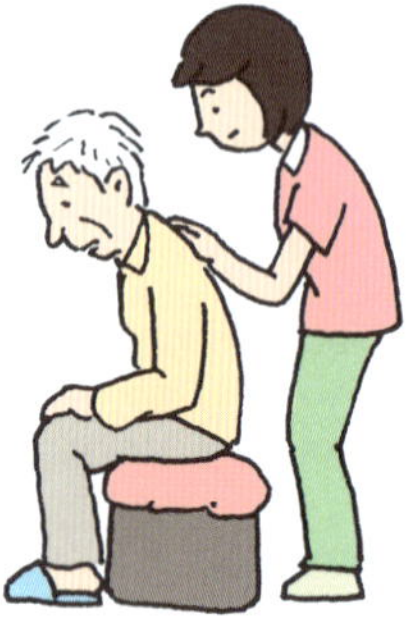

半座位か起座位の姿勢を取る。前かがみの姿勢にして背中をさすりながら、ゆっくり大きな呼吸をさせる。

② 食事中などにむせたときはせきを続けさせる

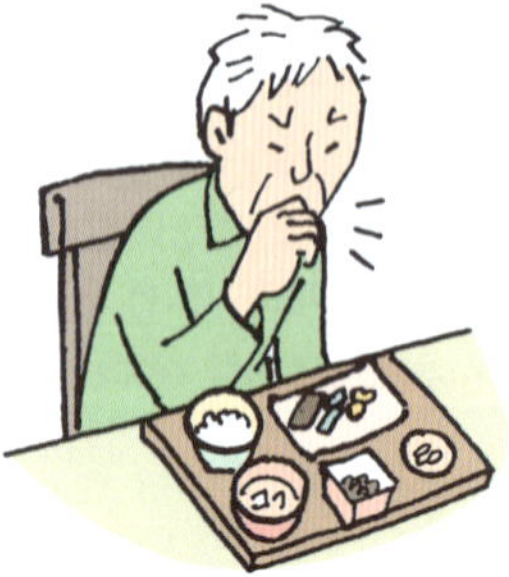

食事などにむせてせきが出るのは、誤《ご》嚥《えん》を防ぐための重要な反射。せきを無理に止めようとせずに、せきを続けるように励ます。水を飲ませたりしない。

ちょっとアドバイス

気管支ぜんそくの発作は、季節の変わり目や朝方に起こりやすく、ほこりや花粉などでも発作が誘発される。環境整備と換気を十分に行い、室内の空気をきれいに保つことが重要。

✖ やってはいけない

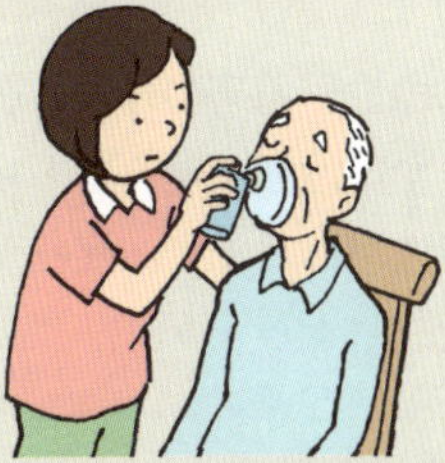

自己判断で酸素吸入をさせる

血液中に二酸化炭素が貯留する場合もあるため安易な自己判断は危険。必ず医師の指示に従う。

呼吸が安定しないときに水を飲ませる

息を吸ったときに、水が気管に入って誤嚥の危険性が高い。

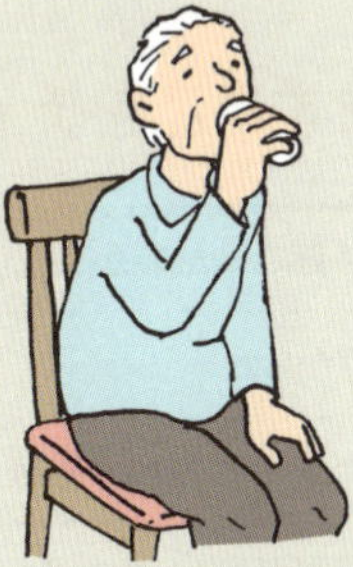

高い枕を使う

頭や肩に高い枕をあてると、首が前に曲がって呼吸を妨げてしまうため、高い枕は使わない。

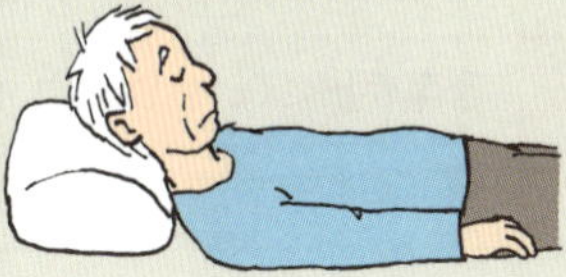

➡こんな病気が考えられます

脳血管障害、循環器系疾患（心不全、心筋梗塞《しんきんこうそく》など）、呼吸器系疾患（肺炎、気管支ぜんそくなど）、誤嚥　など

ろれつが回らない

POINT 脳梗塞《のうこうそく》や脳内出血などの脳血管障害のほか、脳神経の損傷《そんしょう》でも起こることがあります。治療が遅れると症状が悪化したり、後遺症が残る可能性があります。症状が出たら様子をみたりせず、すぐに受診しましょう。

1 ▶ まずここをチェック

1	突然起こったのか
2	いつからか
3	一時的なものか、継続的なものか
4	発音がおかしくないか （とくに「パ・バ・マ行」「サ・タ・ダ・ラ行」「カ行」）
5	言葉が出にくい感じや言い間違いはないか
6	顔の半側が下がったりゆがんだりしていないか（まぶた、口角）

2 ▶ その他のチェックポイント

1	意識はあるか	

2	呼吸状態はどうか	
3	手足のまひやしびれはあるか	
4	脱力はあるか。左右差はあるか	
5	頭痛はあるか	
6	血圧の上昇、低下はあるか	
7	けいれんはあるか	
8	義歯は合っているか	
9	流涎《りゅうぜん》（よだれがたれる）はあるか	

3 ▶ こんなときは…

10～15分で回復したとき

一《いっ》過《か》性《せい》脳《のう》虚《きょ》血《けつ》発《ほっ》作《さ》といい、一時的に症状が出ても回復することがある。これは、脳の血管が一時的に閉塞《へいそく》して血液の循環がなくなるため。脳梗塞の前ぶれのこともあるので、症状が消失しても油断せずに必ず受診する。

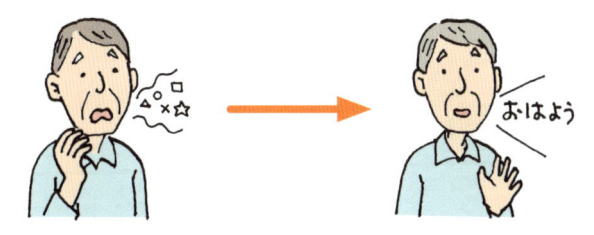

4 ▶ 応急処置

① 意識や呼吸の状態を確認する

安全で平らな場所に寝かせて、意識や呼吸がいつもと変わりないかを確認する。

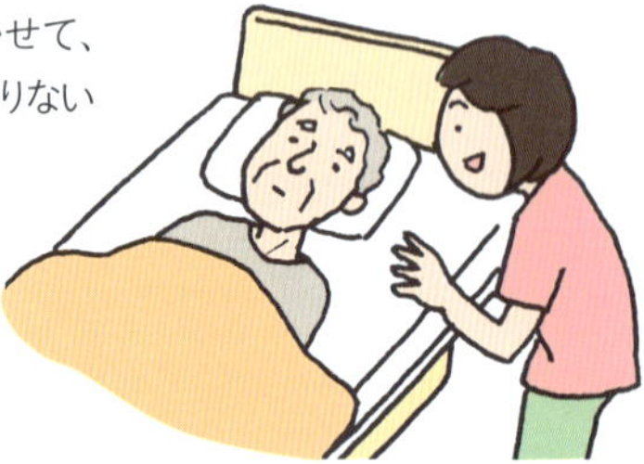

② 気道確保して救急車を呼ぶ

意識や呼吸の状態が悪いときは、気道確保（⇒P11）して、救急車を呼ぶ。

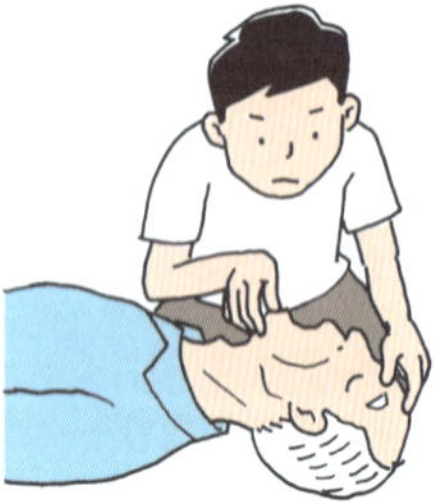

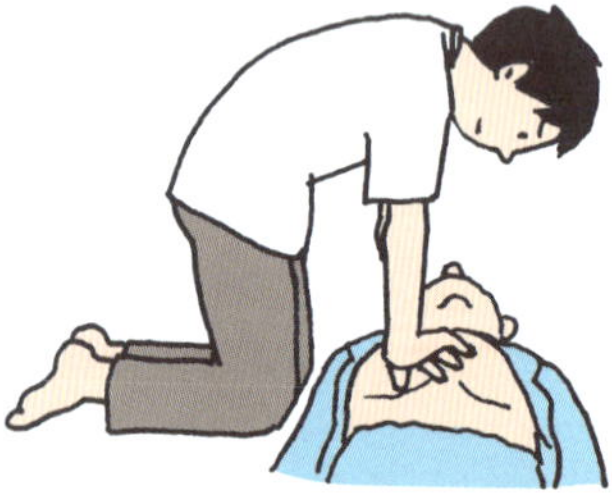

必要に応じて心肺蘇生（⇒P12）を行い、AED（⇒P14）を使う。

やってはいけない

車いすで移動する

座位になることで脳への血流が悪化したり、血圧の急激な変化を起こす危険がある。

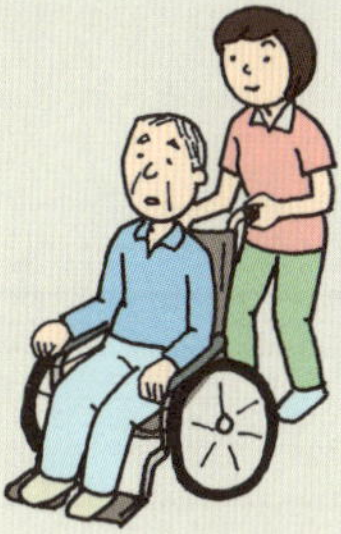

話を聞くときにせかす。先回りして言う

ろれつが回らずうまくしゃべれないときに、せかしたり結論を先回りしてしまうと、話す気力を失ってしまう。

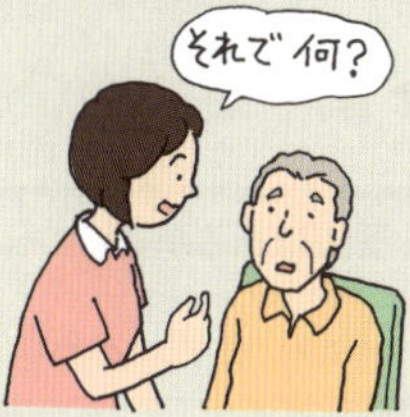

ちょっとアドバイス

脳神経の異常を発見するときに役立つ発音が「パ・バ・マ行」「サ・タ・ダ・ラ行」「カ行」。これらの音を発音する時にろれつが回らない場合、脳血管障害の疑いがある。これを利用した言葉「パンダノタカラモノ」をいうなどを毎日の習慣にしてもよい。また「イー」と言ったときに、口角の位置や見える歯の数が左右で違いがあるときは、まひを起こしている疑いがあるので早急に受診する。

➡こんな病気が考えられます

脳血管障害（脳梗塞《のうこうそく》、脳内出血など）、神経性疾患（パーキンソン病、非流暢《ひりゅうちょう》性《せい》失語症など）　など

熱中症（脱水症状）かもしれない

POINT 高齢者は暑くても汗をかきにくいため、体温調節がうまくいかず熱中症を起こしやすいうえ、重症化しやすいので、少しでも異変を感じたら熱中症を疑って、迅速な対応をしましょう。

1 ▶ まずここをチェック

1	意識はあるか
2	ショック症状はあるか
3	めまいやけいれんはあるか
4	吐き気、嘔吐《おうと》はあるか
5	頭痛、頭重感はあるか
6	ぐったりしているか
7	筋肉痛やこむらがえりはあるか
8	発熱はあるか。暑そうにしているか

2▶その他のチェックポイント

1	発症時はどんな状況だったか（気温、湿度、どこで起きたか）	
2	活動量はどうだったか	
3	水分の摂取状況はどうだったか	
4	飲んでいる薬はあるか	

3▶こんなときは…

水分をとりたがらないとき

高齢者はのどの渇きの感覚が鈍く、発汗量が減る。またトイレを心配するなどで水分をとりたがらないことがある。普段から熱中症予防のために、1日1リットル程度を、のどの渇きを自覚する前に飲ませる。

エアコンを嫌がるとき

エアコンや扇風機などは直接体にあてないように風の向きを調節する。シャワーや冷たいタオルなどで体をふいても体を冷やす効果がある。

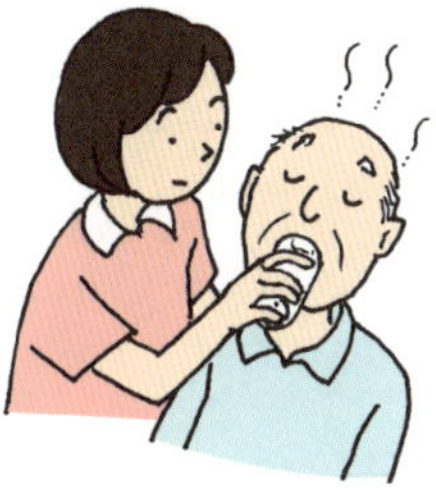

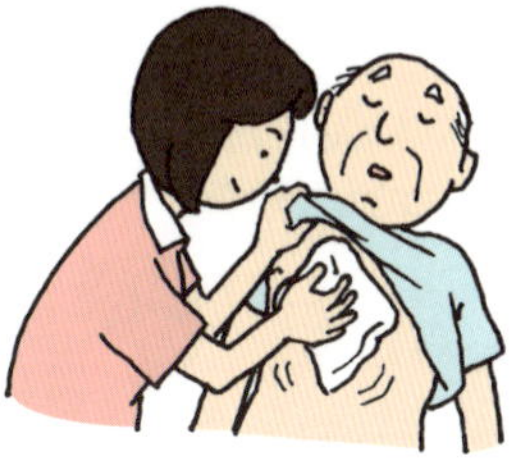

4 ▶ 応急処置

① 意識がある場合は、涼しい場所に移動する

屋内であればエアコンがきいた部屋、屋外であれば木陰など涼しい場所へ移動して寝かせる。

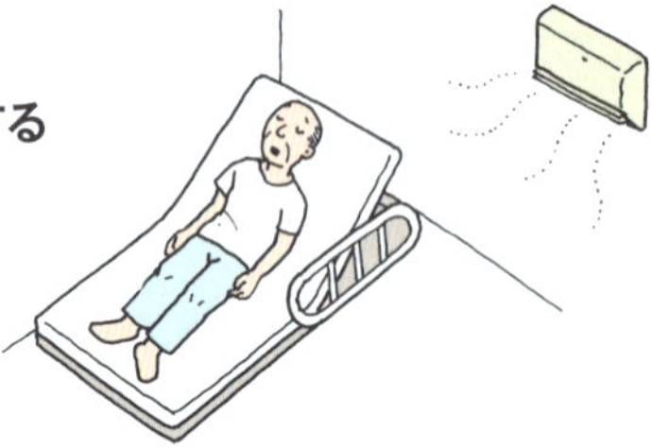

② 衣服をゆるめて、楽な姿勢を取る

数秒の失神、顔面蒼白、脈が弱いなどの症状があるときは足を心臓より高くして寝かせる。顔色が赤いときは頭を心臓より高くして寝かせるか、座らせる。

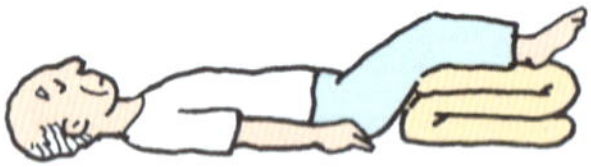

脈が弱いとき

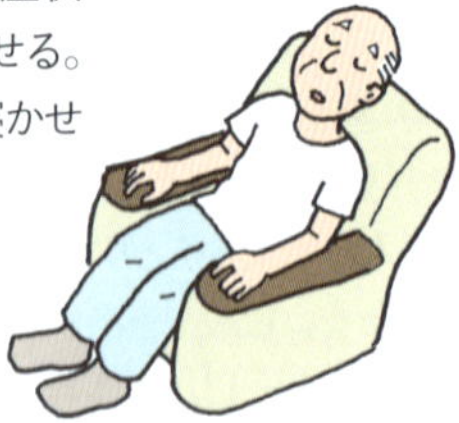

顔色が赤いとき

③ 体を冷やす

体の広範囲を冷やすときは常温の水やうちわなどで冷やす。

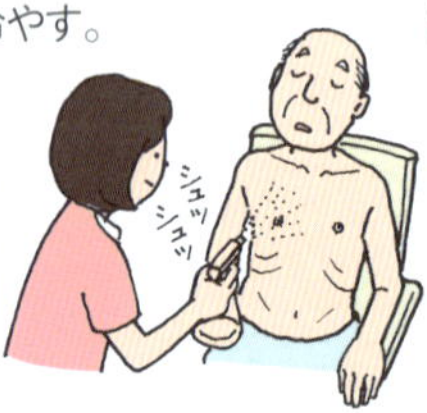

霧吹きなどで常温の水かぬるま湯を体全体に噴霧し、冷やす

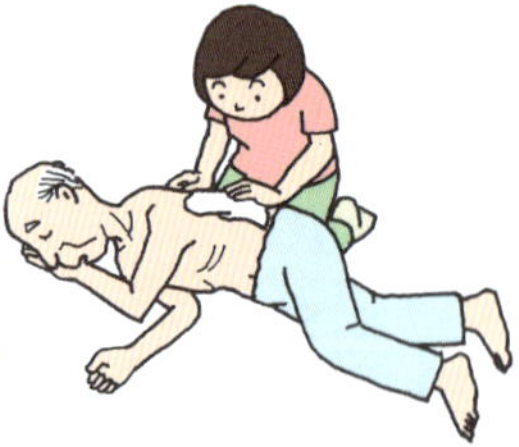

水でぬらしたタオルでマッサージする

首の後ろやわきの下、足のつけ根など大動脈が通っている部位を保冷パックや氷嚢《ひょうのう》で冷やす

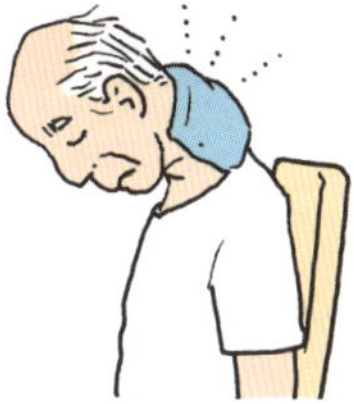

うちわや扇風機などで風を送る

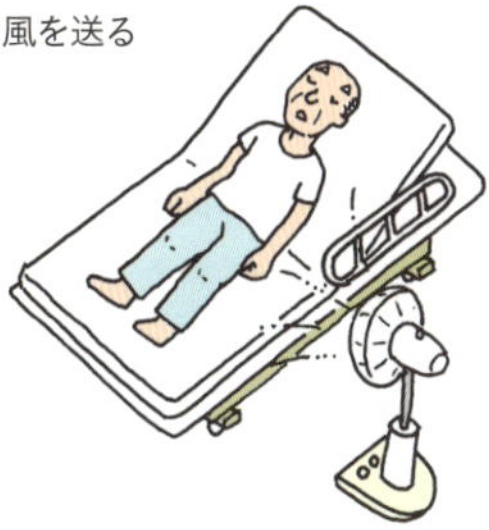

④ 水分補給をする

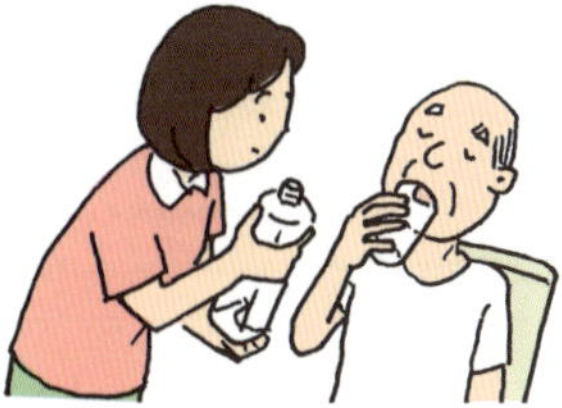

経口補水液やスポーツ飲料など電解質が含まれたもので水分補給する。嫌がる場合は本人が飲めるものを飲ませる。

✖ やってはいけない

体の表面を冷たい水で冷やす

体の広範囲を氷などで冷やすと、体表面近くの血管が収縮し、体温の発散が妨げられ、反対に熱がこもってしまう。

水だけを大量に飲ませる

熱中症による脱水は、体の水分だけでなく電解質も失われているので、水だけでは回復しない。また、一度に大量の水を飲むと胃や心臓、腎臓などに負担がかかる。

鼻血が出た

POINT 鼻出血は、鼻を強くぶつけるなどしなくても急に起こることがあります。片側からポトポトとたれる程度なら止血は可能ですが、両方からドクドク流れたり、口からもあふれ出るような場合は早急に受診しましょう。

1 ▶ まずここをチェック

1	出血した状況はどうか （打撲や傷を負う、のぼせる、精神的に興奮するなど）
2	出血量はどのくらいか
3	鼻のどちら側か、両側からか
4	鼻を強く打ったり、指で傷つけたりしていないか

2 ▶ その他のチェックポイント

1	呼吸状態はどうか	
2	ショック症状はあるか	
3	以前からよく鼻血を出していなかったか	

4	腕や足などに内出血を起こしていないか	
5	貧血や立ちくらみなどはあるか	
6	持病はあるか	
7	飲んでいる薬は何か	

3 ▶ こんなときは…

ときどき鼻血をくり返すとき

鼻のキーゼルバッハ部位は動脈が密集し、わずかな刺激でも出血を起こしやすい部位。頻繁《ひんぱん》に鼻血をくり返す場合は、耳鼻科を受診する。

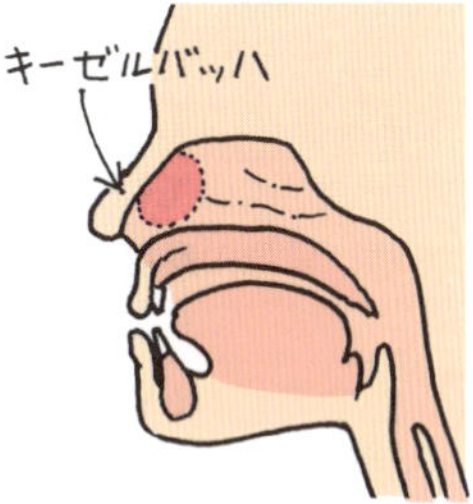

鼻血が出たときの姿勢

あお向けになると鼻血がのどに回って、気分が悪くなるので、側《そく》臥《が》位《い》（横向き）にする。

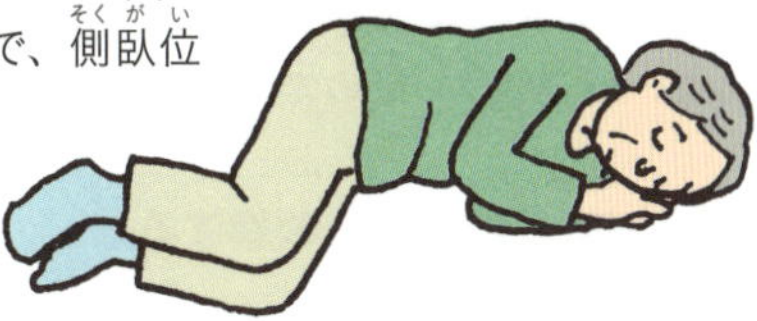

4 ▶ 応急処置

❶ うつむき気味の姿勢にする

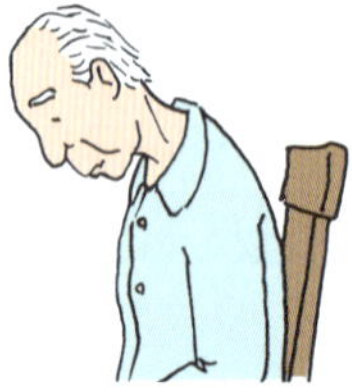

いすに座らせて衣服をゆるめ、やや前傾姿勢にする。血液は飲み込まず、吐き出すように促す。臥床しているときは出血側を下にして横を向かせる。

❷ 止血する

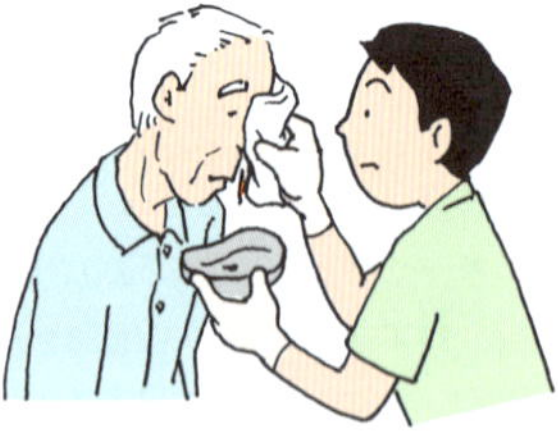

鼻をつまむように両側から圧迫し、口で呼吸させながら、冷たいタオルなどで患部を冷やす。10分程度止血しても止まらない場合は、早急に受診する。

❸ 止血できない場合、ガーゼを詰める

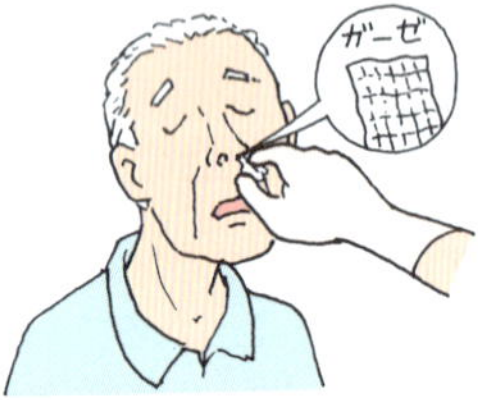

圧迫で止血できない場合は、ガーゼを詰める。ティッシュや脱脂綿は取り除くときに貼りついて粘膜を傷つけて再度出血する可能性があるので使わない。

❹ 安静にして経過を観察する

出血が止まったら意識障害、頭痛、血圧低下など随伴《ずいはん》症状がないか確認する。なければ、うがいをさせて安静にして様子をみる。

✖ やってはいけない

後頭部をたたく

後頭部をたたくと刺激で出血が促されることがある。

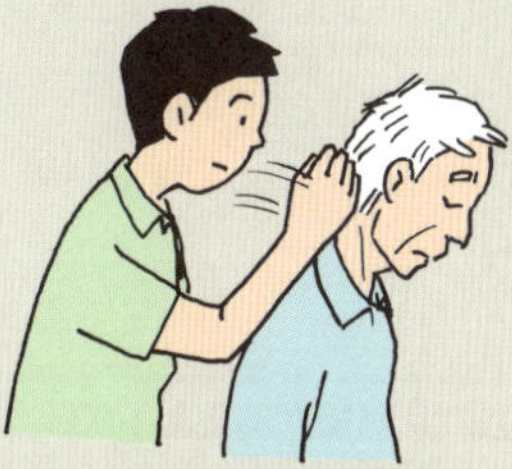

頭を後ろにそらせて上を向かせる

鼻血がのどに回って気分が悪くなることがある。

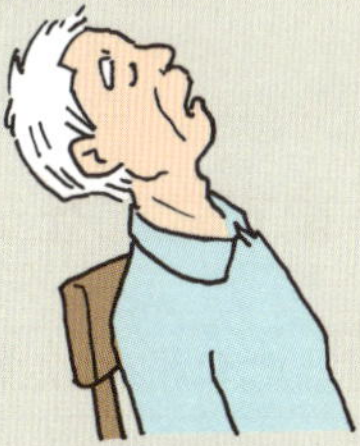

鼻を強くかむ

強く鼻をかむと再出血することがあるので、片側ずつ力を入れずにかむようにする。

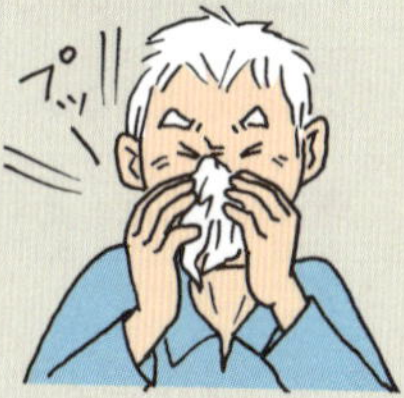

➡こんな病気が考えられます

循環器系疾患（高血圧症など）、代謝・内分泌系疾患（糖尿病など）、アレルギー疾患（アレルギー性鼻炎など）　など

血を吐いた（吐《と》血《けつ》、喀《かっ》血《けつ》）

POINT 消化器からの出血を吐血、呼吸器からの出血を喀血といいます。一般的に吐血は黒っぽく、喀血は赤っぽくて泡を含みますが、色だけではどちらからの出血か判断できないこともあります。

1 ▶ まずここをチェック

1	吐いた血液の色、量はどうか。混入物があるか
2	くり返し吐いているか
3	せき込みはあるか
4	痛みがあるか。あればどこが痛むのか

2 ▶ その他のチェックポイント

1	意識はあるか	
2	ショック症状はあるか	
3	食欲はあるか	
4	貧血、めまい、立ちくらみはあるか	

5	下血やタール便（黒い便）があるか	
6	体温の変化はあるか	
7	持病はあるか	
8	飲んでいる薬は何か	

3 ▶ こんなときは…

吐しゃ物に血が混じっているとき

吐血は吐しゃ物が混じっていることがあるために、全体の量は多くても出血量はさほど多くないこともある。ただ高齢者の場合は、重症化するリスクがあるので、受診が必要。

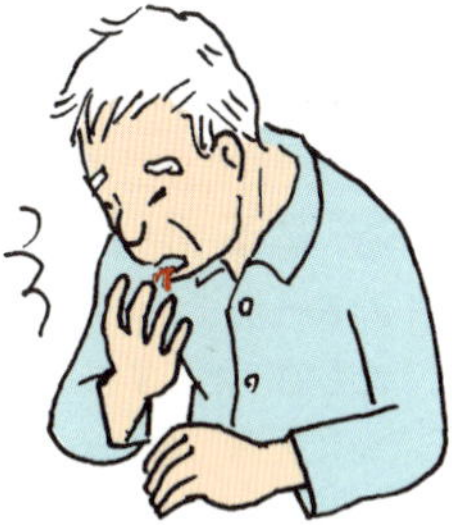

大量の血を吐いたとき

肝硬変のある人が大量に血を吐いたときは、食道静脈瘤《しょくどうじょうみゃくりゅう》の破裂が考えられ、生命の危険があるため救急車を呼び、緊急受診する。肝炎ウイルス陽性の人が吐血や喀血をした場合、血液の混じった吐しゃ物から感染するおそれがあるので、必ずディスポーザブルのマスクや手袋、エプロンを着用し十分注意をしながら処理すること。

4 ▶ 応急処置

① 横向きに寝かせる

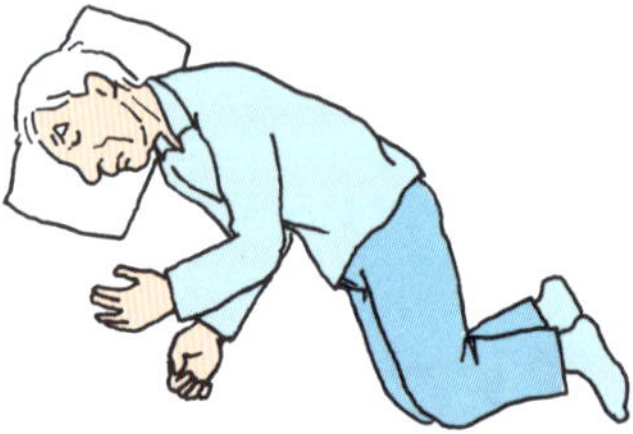

本人が呼吸を楽にできる向きの側臥位《そくがい》（横向き）で寝かせる。

② 血液や吐いたものを取り除く

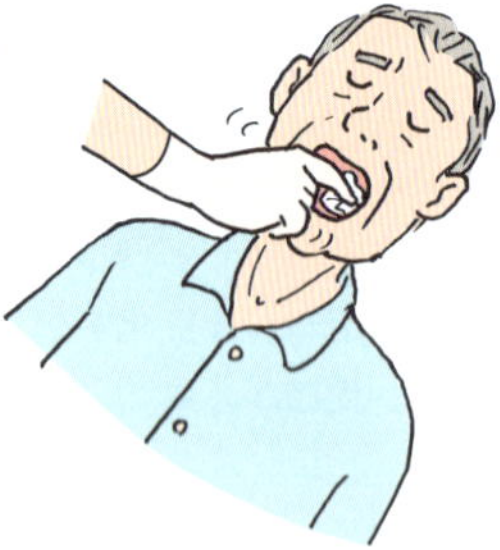

誤嚥《ごえん》を防ぐために口腔《こうくう》内をきれいにする。感染予防のために必ずディスポーザブルの手袋をする。吐いたものは捨てずにとっておき、受診時に医師に見せる。

③ 安静にする

止血のためにみぞおちや胃の周辺部を冷やし、体は毛布などで温かくして安静に寝かせる。

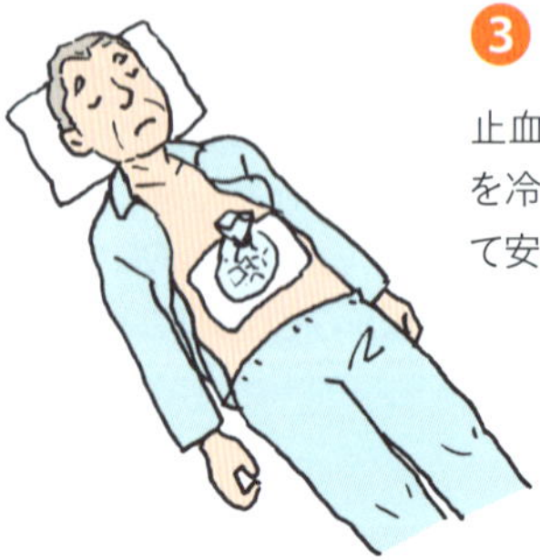

タオルなどの上から氷嚢《ひょうのう》や
保冷パックなどで冷やす

やってはいけない

あお向けに寝かせる

再び血を吐いたり、嘔吐《おうと》したときに気管に詰まって窒息する危険があるので、必ず横向きにして寝かせる。

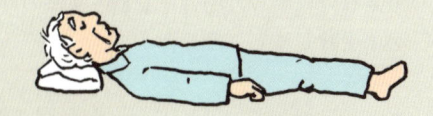

自己判断で胃薬や吐き気止めを飲ませる

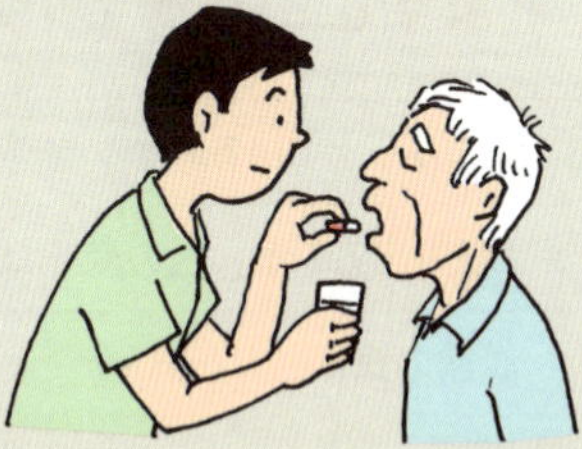

血を吐いた原因がわからないので、安易に薬を飲ませたりしない。症状が悪化することがある。

ちょっとアドバイス

茶色っぽいものを吐いたが、それが血液かどうかよくわからないときは、吐いたものをビニール袋に入れてとっておき、受診時に医師に見せる。

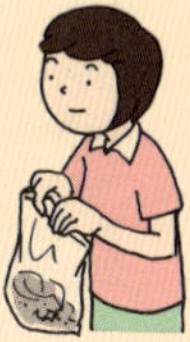

➡こんな病気が考えられます

消化器系疾患（胃潰瘍《かいよう》、出血性胃炎、逆流性食道炎など）　など

血尿が出た

POINT 腎臓から尿道口までの間の異常が原因で起こりますが、肉眼でわかる場合とわからない場合があります。高齢者の肉眼的血尿（目で見てあきらかに血が混じっているとわかる尿）の場合、数日できれいに戻った場合でも悪性腫瘍《しゅよう》の可能性があるので、必ず受診しましょう。

1 ▶ まずここをチェック

1	いつから出ているのか
2	1日中出るのか、色の変化はあるか
3	血尿の量はどのくらいか
4	排尿時の痛みや残尿感はあるか
5	肛門や性器からの出血と混同していないか
6	転倒や打撲で腹部や腰部を強く打っていないか
7	飲んでいる薬は何か

2 ▶ その他のチェックポイント

1	発熱はあるか	
2	血圧低下はあるか	
3	ショック症状はあるか	
4	貧血はあるか	
5	吐き気、嘔吐《おうと》はあるか	
6	腹痛、腰痛はあるか	
7	尿量は変化しているか	
8	持病はあるか	

3 ▶ こんなときは…

おむつをしているときは

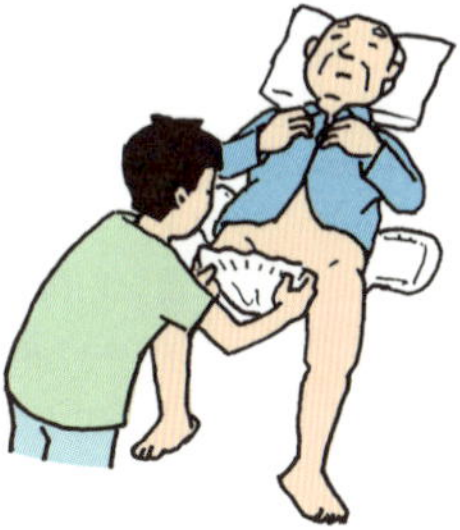

わかりにくいことが多いので、とくに注意して尿の量、色、においを観察する。場合によっては汚物用のはかりで重さを測定することも。残尿感、排尿時の痛みなどについても本人に確認する。おむつ交換のときは、陰部を洗浄し、清潔を保つ。

4 ▶ 応急処置

① 血尿の状態と本人の状態を確認する

血尿の量、色などを確認するとともに痛み、血圧を確認する。尿が出にくい、痛みがある、血圧低下などのときは早急に受診する。

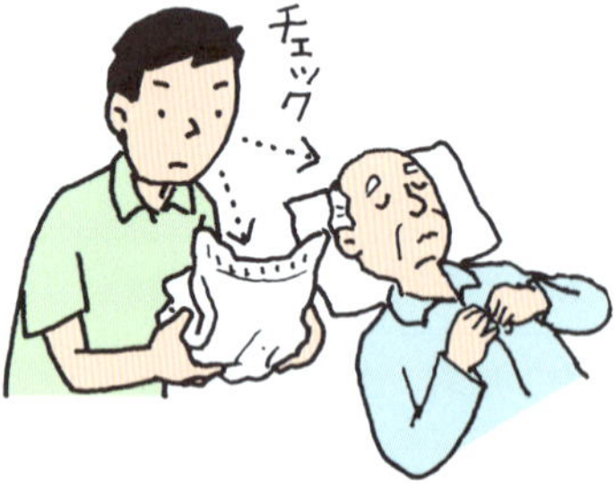

② 楽な姿勢で休ませる

あお向けに寝かせる場合は、腹部の緊張をやわらげるためにひざの下に座布団などを入れる。横向きに寝かせる場合は、両足を胸に引きつけるようにする。

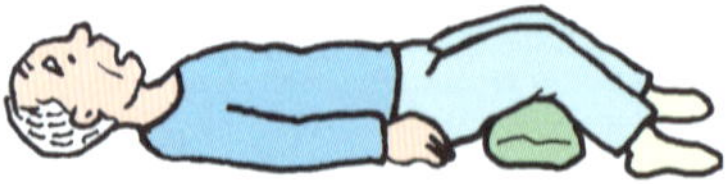

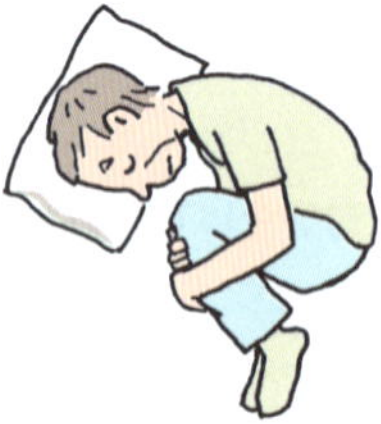

ちょっとアドバイス

濃い色の便器や、色のついた洗浄剤の使用は、尿の色を確認しにくくなるのでなるべく避ける。認知症の人は、異常を訴えないために発見が遅くなることがあるので注意する。

✖ やってはいけない

血尿があるのに対応せずに放置

薬によって尿の色が赤っぽく変化したり、数日で血尿がなくなってしまうこともあるが、血尿は悪性腫瘍《しゅよう》など泌尿器系の疾患が隠れていることがあるので、自己判断せずに必ず受診する。

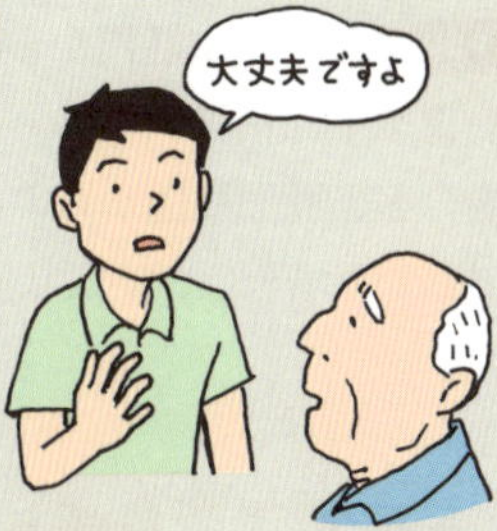

血尿の色	出血部位
コーヒーのような濃い色	腎臓
ピンク、赤、ワイン色	膀胱《ぼうこう》、尿道
最初から最後まで血尿	膀胱、腎臓、尿管
血尿が出たり出なかったり	尿道の出口部分

※服用している薬によって、尿の色が赤っぽくなることがある

➡こんな病気が考えられます

泌尿器疾患（腎炎、膀胱がん、腎盂《じんう》腎炎、膀胱結石、前立腺がんなど）　など

下血した（便に血が混じっている）

POINT 下血とは肛門からの出血や、便に血液が混じること。胃や十二指腸、小腸、大腸などの消化器官からの出血の場合と、肛門周囲からの出血の場合とがあります。大量に出血した場合は、意識状態を確認して救急車を呼びます。

1 ▶ まずここをチェック

1	便の色、回数、量、におい（生ぐささ）はどうか
2	いつからか、毎日混じるのか
3	腹痛や腹部膨満《ぼうまん》感（おなかが張る感じ）はあるか
4	食事の内容や便の回数、量に変化はないか

2 ▶ その他のチェックポイント

1	意識はあるか	
2	呼吸状態はどうか	
3	ショック症状はあるか	

4	貧血はあるか	
5	吐き気、嘔吐《おうと》はあるか	
6	痔核《じかく》など肛門周囲の病気はあるか	
7	胃腸の潰瘍《かいよう》などの既往はあるか	
8	アルコールの常飲はあるか	
9	性器出血と混同していないか	
10	飲んでいる薬はあるか	

3 ▶ こんなときは…

鮮やかな血の色をしているときは

普通の便に鮮血が付着している場合は、肛門か直腸からの出血が考えられる。

黒っぽい色をしているときは

便が黒っぽい色をしている、タール状の便のときは、胃や十二指腸などの上部消化器からの出血が考えられる。

4 ▶ 応急処置

① 意識や呼吸がおかしいときは、救急車を呼ぶ

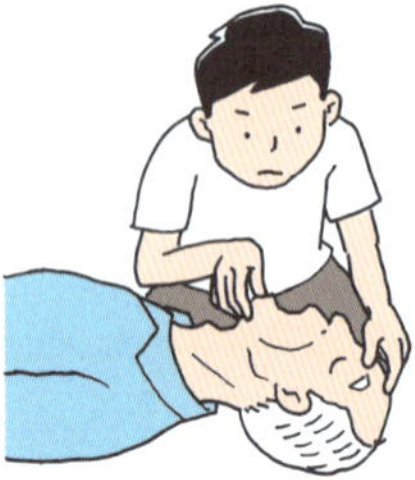

下血後に血圧が下がり、ショック状態になることがある。呼吸がおかしければすぐに気道確保（⇒P11）を行い、必要に応じて心肺蘇生（⇒P12）を行う。

② 寝かせて安静を保つ

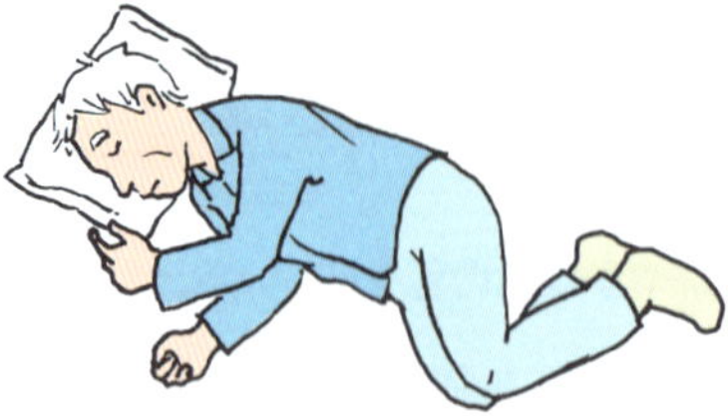

本人が楽な姿勢を取らせ、安静を保つ。嘔《おう》吐《と》があるときは横向きに寝かせる。便は捨てずにとっておき、受診時に医師に見せる。

③ 陰部を清潔にし、保温する

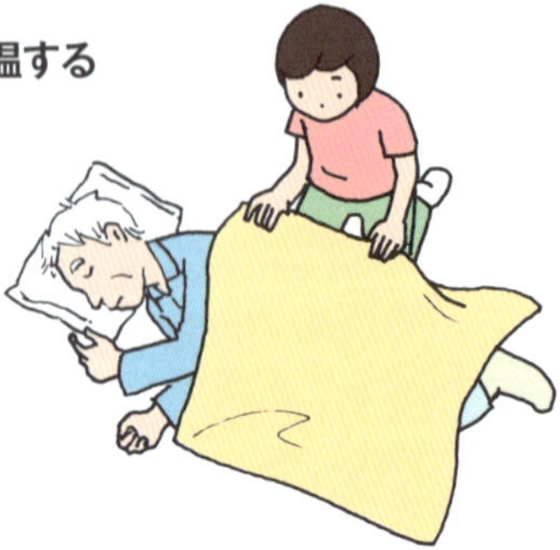

汚れたおむつや下着を交換し、陰部は洗浄または清拭して清潔にする。寒《さむ》気《け》があれば、毛布などで保温する。

やってはいけない

自己判断で下痢止めを飲ませる

下痢止めは出血も止めてしまうため、病気の原因を突き止められず、病気を放置することにつながるので使わない。

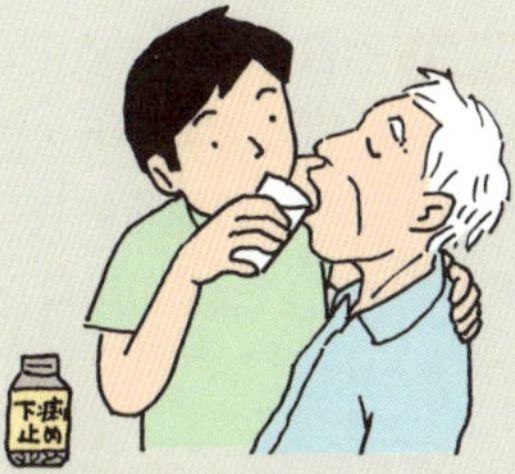

飲んだり食べたりさせる

飲食することで消化器官に刺激を与え、出血を増やしたり、病気を悪化させることがある。

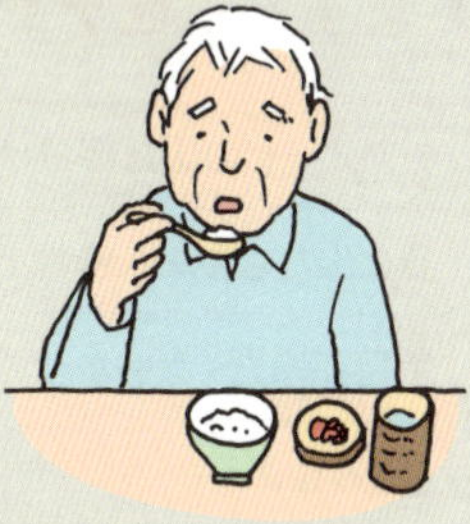

ちょっとアドバイス

痔がある場合、便が硬いと力んで排便するので出血しやすくなる。普段から楽に排便できるよう便秘予防を心がける。

➡こんな病気が考えられます

消化器系疾患（食道静脈瘤《しょくどうじょうみゃくりゅう》、胃潰瘍《かいよう》、十二指腸潰瘍、結腸がん、出血性大腸炎など）、痔核《じかく》　など

チアノーゼが出た

POINT 血液中の酸素濃度が低くなったり、血流量が減って唇や爪、舌などが青みがかること。病気以外にも窒息、寒さによる手足の血行障害などが原因で起こります。貧血があるとチアノーゼが出にくくなるので、注意が必要です。

1 ▶まずここをチェック

1	チアノーゼの出た部位はどこか
2	急に出たものか、慢性的なものか
3	手足が冷たくないか
4	むくみはあるか
5	寒いところに長くいなかったか

ちょっとアドバイス

急にチアノーゼが出た、唇や爪だけでなく皮膚や舌にもみられる、ぐったりしている、呼吸困難やむくみがみられる、などのときは緊急性が高いので、すぐに受診する。

2 ▸ その他のチェックポイント

1	意識はあるか	
2	呼吸状態はどうか	
3	尿量は減っていないか	
4	貧血はあるか	
5	室温や服装は寒くないか	
6	指先のしびれはあるか	
7	痛みはあるか	
8	休み休み歩いたり、続けて長く歩けないか	
9	持病はあるか	
10	飲んでいる薬は何か	

3 ▸ こんなときは…

食事中にチアノーゼを起こしたら

誤嚥《ごえん》による窒息（⇒P140）の可能性が高いので、すぐに応急処置を行う。

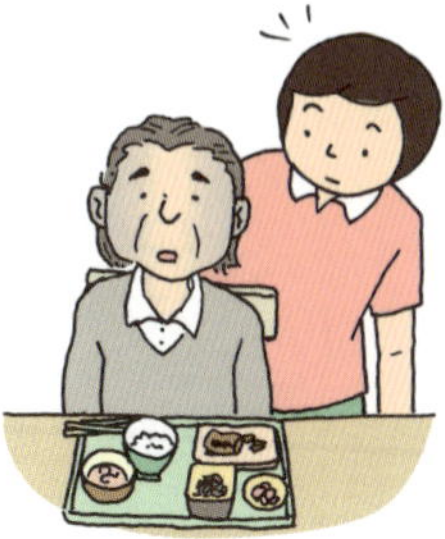

4 ▶ 応急処置

① 楽な姿勢を取らせて、体を温める

回復体位（⇒P17）など楽な姿勢を取らせて、毛布などで体を温める。

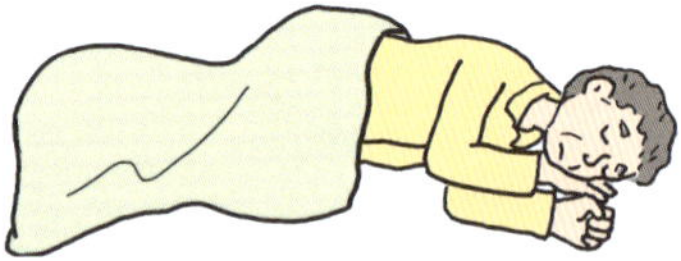

② 心臓に向かって手足をマッサージする

手足が冷たく、指先や爪が青い場合は、心臓に向かってマッサージを行い血行を改善させる。手浴や足浴で温めてもよい。

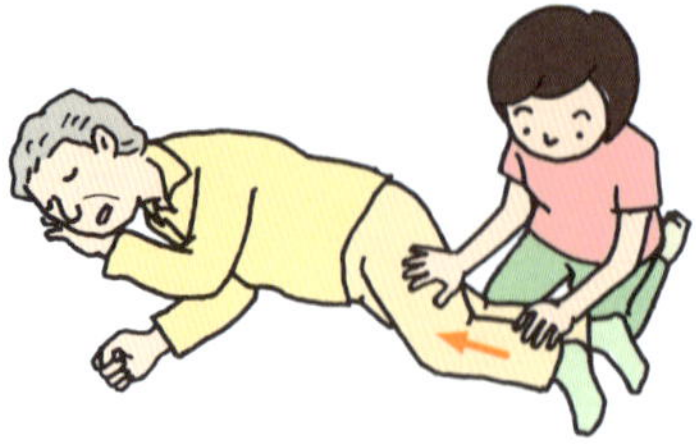

ちょっとアドバイス

閉塞性動脈硬化症《へいそくせいどうみゃくこうかしょう》で手足の太い動脈が血栓などで急激に詰まると（下肢に多く上肢はまれ）、その先の血流が途絶え、みるみるうちに皮膚が赤紫になることがある。普段から手足の冷感やしびれがあり、間欠性跛行《かんけつせいはこう》（痛みのために休み休みでないと歩けない状態）などがある場合は、毎日手足の皮膚の色を観察し、脈拍を確認する（⇒P200）。

✖ やってはいけない

体を冷やす

寒さのためにチアノーゼが起きていることもあるので、冷やさないように配慮する。

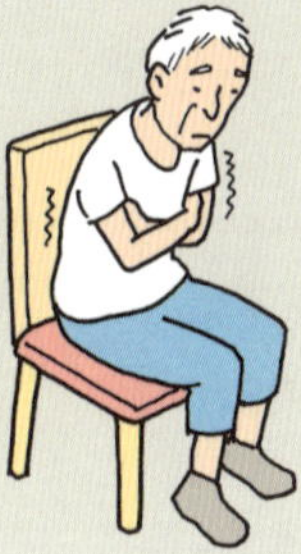

自己判断で酸素吸入をする

呼吸が苦しそうだからといって、自己判断しない。呼吸停止や意識障害が起こることがある。

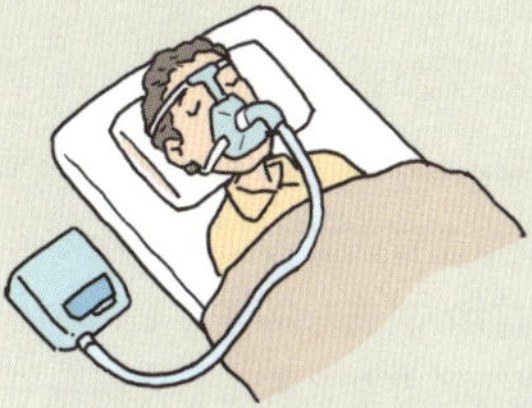

➡こんな病気が考えられます

循環器系疾患（心筋梗塞《しんきんこうそく》、狭心症《きょうしんしょう》、心不全など）、呼吸器系疾患（肺炎、気管支ぜんそくなど）、アナフィラキシーショック、貧血、手足の血行障害、四肢の動脈血栓《どうみゃくけっせん》　など

column
体調観察のポイント

急変に気づくためには

　高齢者は体調の変化を自覚できなかったり自分でうまく訴えることができないこともよくあります。急変を早期発見するためには、介護者は高齢者の普段の様子やいつものバイタルサインの数値、食事量、運動量、排便のリズムなどを知っておくことが必要です。

覚えておきたいこと

- 老化の程度は個人差が大きい
- 脳や血管の障害は、年齢に関係なく起こる
- 複数の病気を併発している場合が多いので、薬の処方をきちんと把握しておく
- 加齢により記憶力が低下していることを考慮して、本人の話をうのみにしない
- 本人が気づかないうちに摂食や嚥下《えんげ》の障害を起こしていることがあるので注意する

体調観察のチェックポイント

- □血圧、脈拍、呼吸数、体温
- □顔色や表情
- □動き方、姿勢
- □食欲・食事量
- □排泄《はいせつ》リズム
- □声のトーン
- □気力があるか
- □話し方、話す内容
- □皮膚の状態
- □目に力があるか
- □口臭、体臭

など

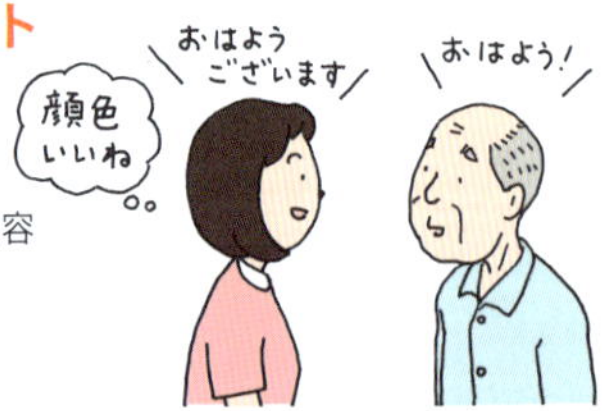

3章

事故・けがの緊急対応

転倒・転落によるけがや、窒息、誤飲、誤薬、溺水などの日常で高齢者に起こりがちな事故・けがへの対応をまとめました。チェックすべきポイントを押さえてから、応急処置を行いましょう。イラスト入りでわかりやすく説明しています。

血が出た（転倒、転落）

POINT 全身の血液の約20％を急速に失うと「出血性ショック」を起こし、約30％を失うと生命に危険がおよぶといわれます。とくにドクドクと噴き出すような出血は早期に止血し、大量出血につながらないようにすることが大切です。

1 ▶まずここをチェック

1	どのような状況でけがをしたのか
2	どこから出血しているのか（1カ所か、複数か）
3	傷口の大きさと深さはどの程度か
4	どのような出血のしかたか（ドクドク、ジワジワなど）
5	血の止まりやすさはどうか、止血にかかった時間は
6	どれくらいの出血量か
7	止血後の再出血はあるか
8	痛みはあるか。どこが痛み、どの程度痛むのか
9	皮膚の損傷《そんしょう》具合はどうか

2 ▶ その他のチェックポイント

1	意識はあるか	
2	呼吸状態はどうか	
3	ショック症状はあるか	
4	血圧の変動はあるか	
5	チアノーゼはあるか	
6	血液感染を起こす感染症（肝炎など）の既往はあるか	
7	貧血はあるか	
8	持病はあるか	
9	飲んでいる薬は何か	

3 ▶ こんなときは…

なかなか血が止まらず、再び出血するとき

ワルファリンカリウム（商品名：ワーファリンなど）の血液抗凝固剤を服用していると、止血に時間がかかったり、再出血を起こすことがある。内服薬をチェックし、血液をかたまりにくくする薬を内服しているときは少し長めに止血する。

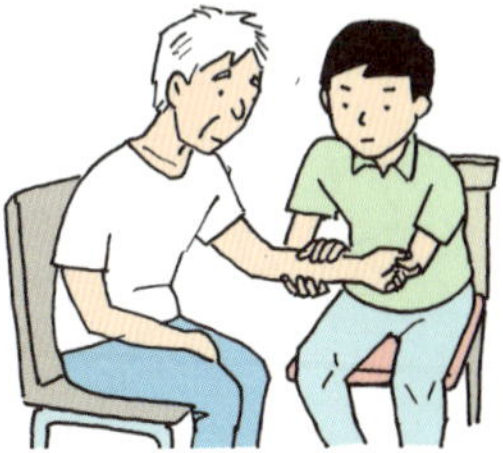

4 ▶ 応急処置

① 意識がなく呼吸停止の場合は、まず心肺蘇生

意識がなく、呼吸停止をしている場合は、すぐに気道確保（⇒P11）を行い、心肺蘇生（⇒P12）をする。１人で行うときは、胸骨圧迫を優先する。

② 傷口を洗う

傷口が泥や土などで汚れている場合は、流水でよく洗い流す。

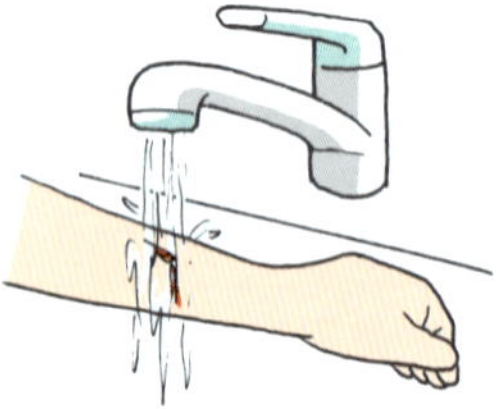

③ 止血する

A 直接圧迫止血法（まず行う止血法）

①傷口にガーゼなどをあてて
　圧迫する。

傷口に清潔なガーゼや布などをあてて、手で押さえて5分以上圧迫する。感染予防のために必ずビニール手袋などを着用し、直接血液や傷口に触れない

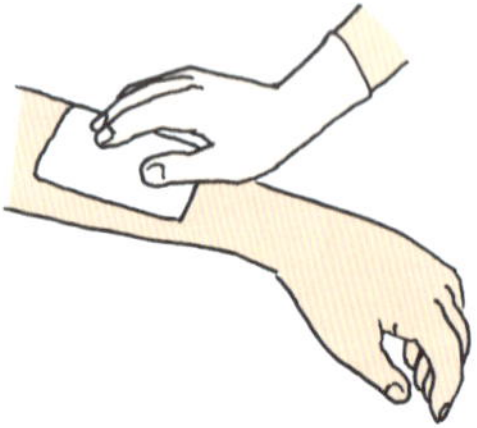

②傷口を心臓より
　高く上げる。

腕からの出血などは、可能であれば出血部位を心臓より高い位置に保つようにする

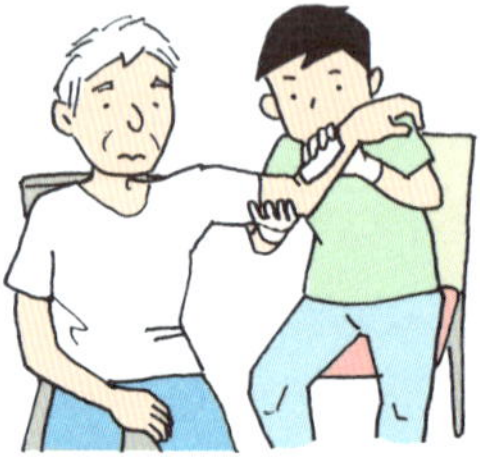

③止血できない場合は両手で圧迫する。

5分以上圧迫しても止血できない場合は、両手で体重をかけて圧迫する。ガーゼに血液がしみ出てくる場合は、出血部位と圧迫位置がずれている可能性がある

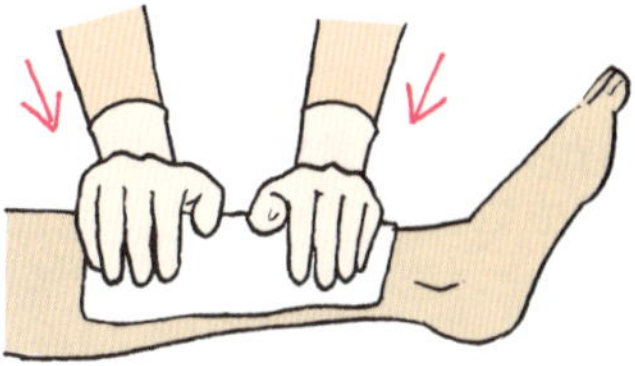

B 間接圧迫止血法

圧迫部位より先の血流を止める方法。酸素も届かなくなるため、直接圧迫法で止血できないときのみ、また、手足からの出血に限って行う。

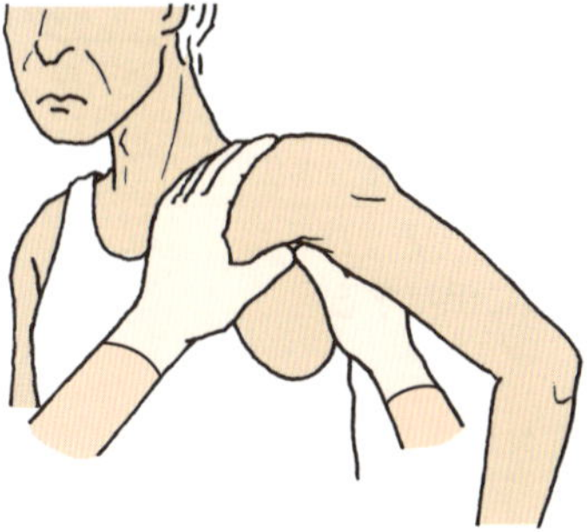

傷口より心臓に近い動脈の圧迫点を指で強く圧迫して止血する

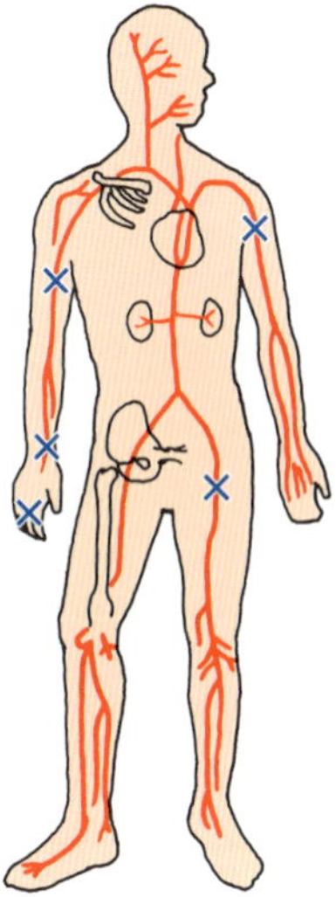

その他の圧迫点（×印）

4 痛みがあれば冷やす

痛みや腫《は》れがあれば、タオルなどの上から氷嚢《ひょうのう》や保冷パックなどで冷やす。

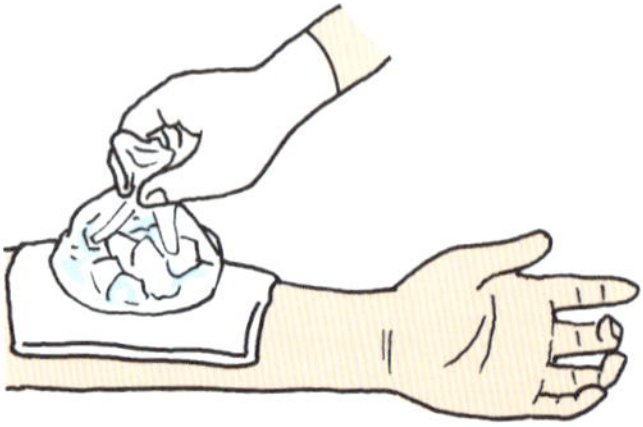

5 傷口を保護する

傷口に清潔なガーゼをあてて保護する。自己判断で薬などを塗らない。

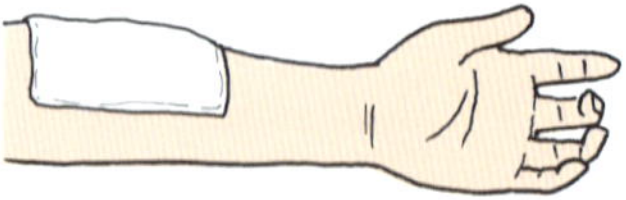

6 傷口を心臓より高い位置に保持する

再出血を防ぐために、出血部位を心臓より高くする。腕からの出血であればテーブル、足からであれば座布団などを支えにして高く上げる。

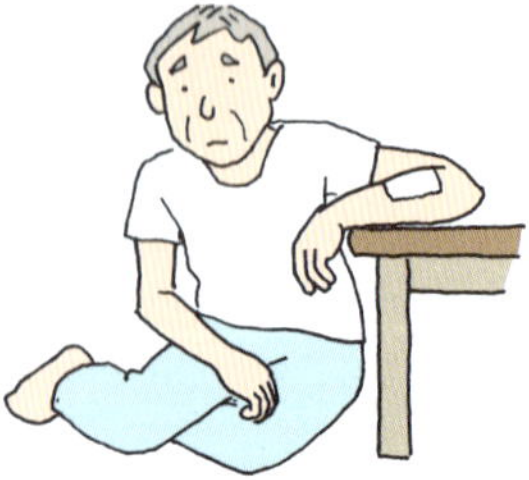

やってはいけない

素手で血液や傷口に触れる

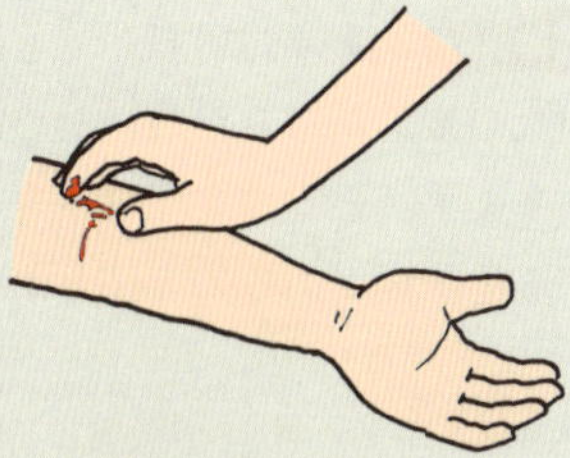

血液を介して病気に感染することがあるため、止血などで血液に触れる場合は、必ずディスポーザブルのビニール手袋かゴム手袋を着用する。

止血帯を巻いて止血する

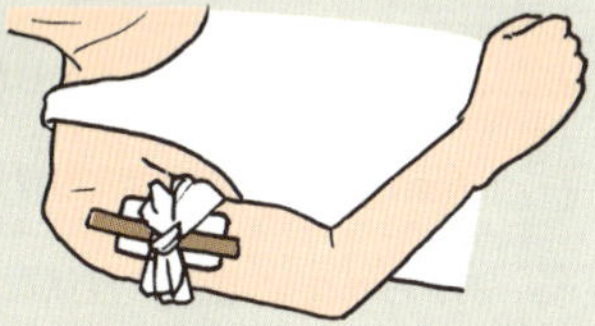

止血帯を巻き血流を止めて止血すると、末梢《まっしょう》の循環不全を起こし、壊死《えし》につながる危険があるので行わない。

ちょっとアドバイス

出血に対し、必要以上に恐怖感を抱く人は多いが、まず介護者が落ち着くことが大切。あわてたり、不安な様子をみせたりすると、けがをした人に不安感を抱かせてしまう。流れて広がっている出血は、量が多いように感じるが、心臓の拍動に合わせてドクドクと流れ出ていなければ、十分に体重をかけた圧迫で止血が可能なので、落ち着いて止血する。

骨折したようだ（転倒、転落）

POINT 高齢者は骨折してもさほど痛みを感じなかったり、腫《は》れや変形が目立たないために、見過ごしてしまうことがあります。とくに大腿骨《だいたいこつ》や脊椎《せきつい》の骨折は、寝たきりにつながる危険性があるので注意が必要です。

1 ▶ まずここをチェック

1	どのように転倒、転落をしたのか
2	発見時はどんな姿勢で倒れていたか
3	あきらかな変形、不自然な姿勢、腫れはあるか
4	手足の長さの左右差はあるか
5	痛みがある部位はどこか、どの程度の痛みか
6	骨が突き出ていないか
7	出血はないか、どの程度の出血量か
8	体を強く打ったり、指をはさんだりしていないか
9	自分から動かそうとしなかったり、動かそうとすると嫌がる様子はないか

2 ▶ その他のチェックポイント

1	意識はあるか	
2	呼吸状態はどうか	
3	ショック症状はあるか	
4	しびれはあるか	
5	発熱はあるか	

3 ▶ こんなときは…

骨折かどうかよくわからないとき

高齢者の骨折は、はっきりとした症状が出ないことがある。とくに認知症があると、大腿骨を骨折していても歩いてしまうことさえある。また、骨粗しょう症が進んでいると、体位変換やくしゃみ、ちょっと指をはさんだけでも骨折することがある。なんとなく体調が悪い、機嫌が悪い、微熱が続くなどのときには、骨折を疑って受診する。

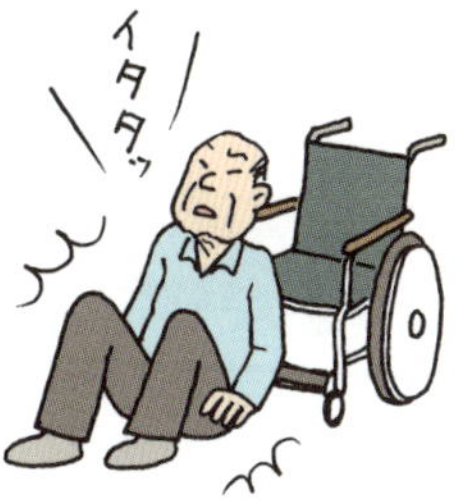

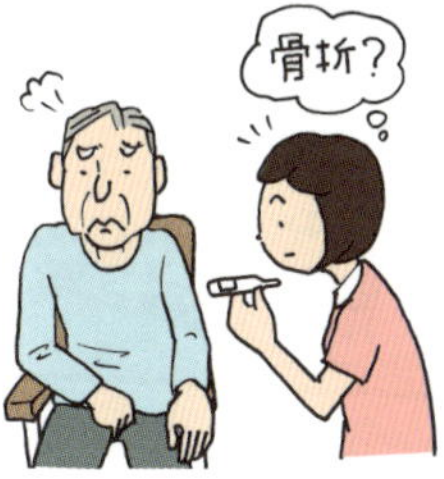

4 ▶ 応急処置

❶ 出血があれば止血する

骨が飛び出すなど大きな変形がなく、圧迫止血（⇒P120）が可能であれば行う。

❷ 患部の固定・保持

患部を固定または動かさないように保持して受診する。

前腕

副木《そえぎ》（なければ雑誌などでもよい）で固定したあと、三角巾で首から吊る。

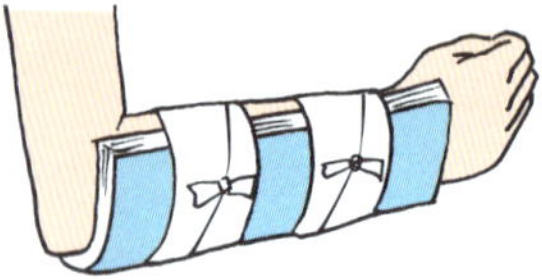

手指

厚紙などを巻いて固定したあと、となりの指と一緒にテープか包帯で巻く。

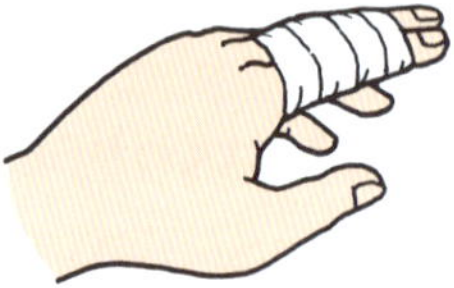

手首

手のひらにテニスボール大の丸いもの（タオルを丸めたものなど）を軽く握らせる。手のひらを下向きにして骨折部分を副木に置き、親指を出して、ほかの4指から前腕にかけて包帯で固定する。

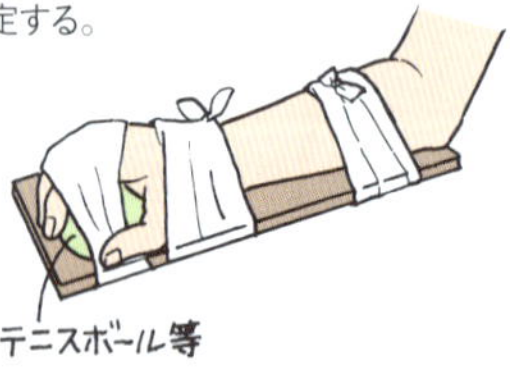

ひざ・足

足を伸ばして副木で固定したあと、包帯で巻く。座布団や段ボールをあててもよい。

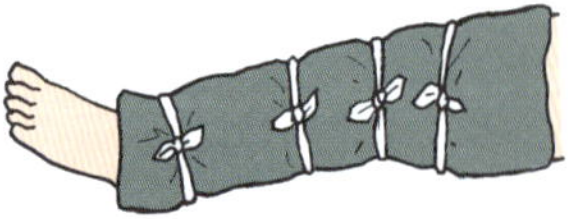

大腿《だいたい》部

あお向けに寝かせ、ひざの下に座布団やクッションなどをあて、そのまま動かさず救急車を待つ。

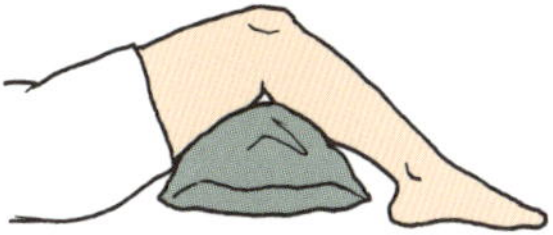

骨盤

折りたたんだ布団などの上に足をのせ、上半身と床の間にすき間をつくらないようにしてあお向けに寝かせたまま、動かさず救急車を待つ。

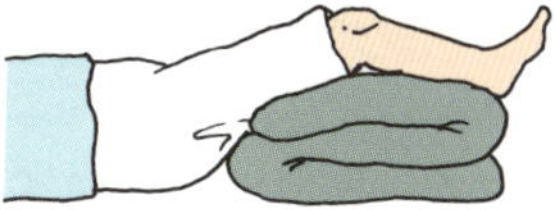

✖ やってはいけない

座位にする

大腿骨や背骨の骨折が疑われるときは車いすでの移動や、いすに座らせると受傷部に負担がかかり、骨の位置がずれたり、症状を悪化させることがある。

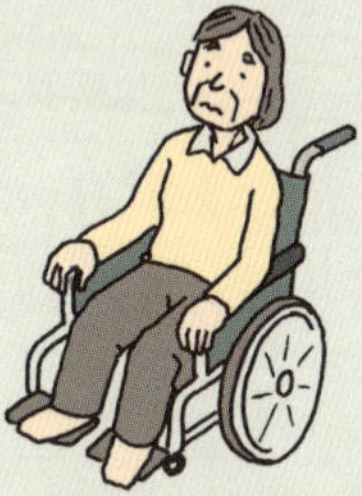

受傷部位を無理に伸ばそうとする

骨が飛び出していたり、折れた部位が変形していても無理に伸ばそうとしないこと。さらに骨折を招いたり、傷を広げる危険がある。

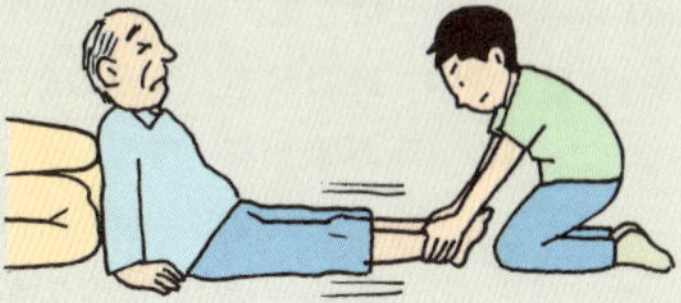

体を強く打った（転倒、転落）

POINT 体を強く打ったときには、外傷だけでなく、内出血や内臓損傷《そんしょう》の危険があります。打撲直後に症状が出なくても、時間が経過してから出てくる場合もあるので、いつどこを打撲したのかを必ず記録に残しておきます。

1 ▶ まずここをチェック

<table>
<tr><td>1</td><td colspan="2">どのように転倒、転落をしたのか</td></tr>
<tr><td>2</td><td colspan="2">どこを強く打ったのか</td></tr>
<tr><td>3</td><td colspan="2">出血や腫《は》れはあるのか</td></tr>
<tr><td>4</td><td colspan="2">痛みはあるのか、どのように痛いのか</td></tr>
<tr><td rowspan="5">5</td><td colspan="2">受傷部位別チェックポイント</td></tr>
<tr><td>頭</td><td>呼吸状態、手足のまひ、
吐き気、嘔吐《おうと》、けいれん</td></tr>
<tr><td>首・背中</td><td>呼吸状態、手足のまひ</td></tr>
<tr><td>胸</td><td>呼吸状態、呼吸と痛みの関連</td></tr>
<tr><td>腹</td><td>激しい腹痛、顔面蒼白、
腹部の硬さ、触ると嫌がる、触らせない</td></tr>
</table>

5	おしり	おしり・下腹部・腰の痛み
	陰部	腫れ、内出血
	手足	不自然な姿勢、変形、腫れ、 長さの左右差

2 ▶ その他のチェックポイント

1	意識はあるか	
2	呼吸状態はどうか	
3	ショック症状はあるか	
4	内出血はあるか	

3 ▶ こんなときは…

腫れがひどいときは

腫れがひどいときは骨折を疑い、その部位を三角巾などで固定し、なるべく動かさないようにして受診する。

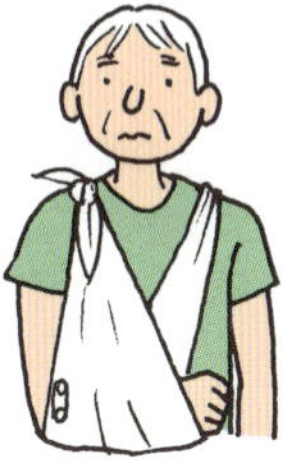

4 ▶ 応急処置

① 出血があれば止血する

打撲部位が砂や泥などで汚れているときは、まず水でよく洗い流してから清潔なガーゼや布をあてて圧迫止血（⇒P120）する。

② 手足の打撲は冷やして炎症を抑える

氷嚢《ひょうのう》や保冷パック、ビニール袋に氷を入れたものなどで15〜20分冷やす。凍傷を防ぐためにタオルを患部にあててから冷やすか、タオルで巻いたもので冷やす。

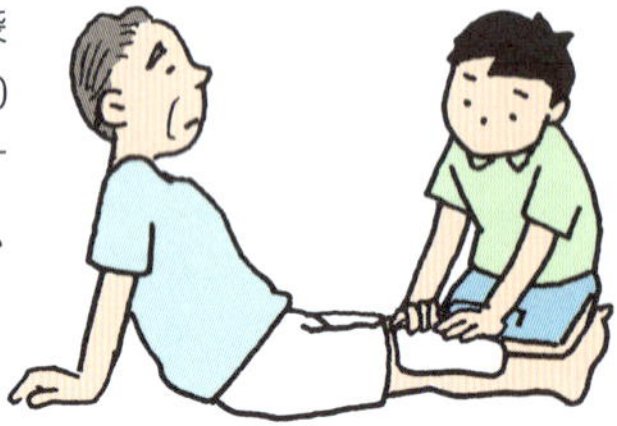

③ 表皮がむけていたら保護する

表皮が大きくむけている場合は、ディスポーザブル手袋着用で傷をおおうように皮を伸ばし、清潔なガーゼをあてて保護する。無理ならそのままの状態で保護する。

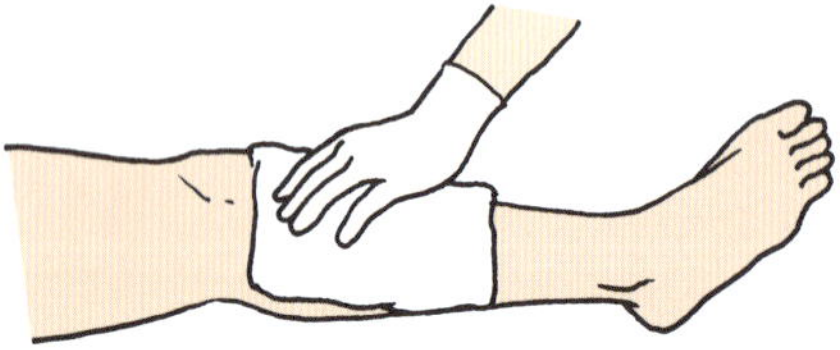

打撲部位別対応

頸・背中	手足のまひやしびれがあったら、頸椎損傷《けいついそんしょう》のおそれがあるので、頭を動かさないようにして救急車を呼ぶ。
胸・腹	呼吸のたびに激しく痛む、痛みがだんだん強くなるなどの症状があったら、内臓損傷の可能性があるので、水は飲ませないようにして救急車を呼ぶ。
頭	慢性硬膜下血腫《まんせいこうまくかけっしゅ》の場合、数週間から数カ月経過してから症状が出ることがある。その症状も歩行状態の悪化や失禁、認知症症状の進行などさまざまで、とくに認知症と混同しやすい。自己判断せずに早期に受診する。
共通	強い打撲のときは、骨折の可能性があるので車いすを使わず、ストレッチャーで移動する。

✖ やってはいけない

軽く考えて本人を歩かせる

高齢者の場合、打撲だけでなく骨折している可能性があるので、本人が痛みを訴えないからと軽く考えて歩かせたりしない。移動はストレッチャーを使う。

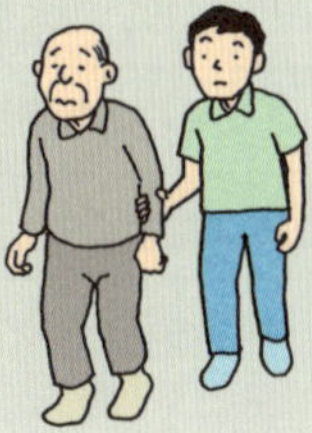

ちょっとアドバイス

軽い打撲のみの場合、痛みがある間は冷やして内出血を抑える。腫《は》れと痛みがおさまってから温めると、内出血が早く吸収される。

けがをした（すり傷、切り傷、刺し傷）

POINT 傷ができたら、細菌感染を防ぐ応急処置をし、広範囲の外傷は医師・看護師にまかせます。軽微なすり傷や切り傷は、生活するうえで頻繁に起こるけがですが、高齢になると皮膚が薄くなり、傷が治りにくくなるので、注意深く観察しましょう。

1 ▶ まずここをチェック

1	けがの場所はどこか
2	どんなけがか（すり傷、切り傷、刺し傷）
3	いつ、どこで、何でけがをしたのか（けがをした状況）
4	どのくらいの大きさか
5	どのくらいの深さか
6	出血はあるか
7	痛みの程度はどのくらいか

2 ▶ その他のチェックポイント

1	意識はあるか	
2	呼吸状態はどうか	
3	ショック症状はあるか	
4	けがのほかに打撲などはあるか	
5	持病はあるか	
6	飲んでいる薬は何か	

3 ▶ こんなときは…

細菌感染の可能性があるとき

さびたカミソリや包丁、古い釘などで切ったとき、木の枝や貝殻で切ったときは、細菌感染の危険がある。皮下の脂肪が見えたり、出血が止まらないような深い傷の場合はできるだけ早く受診する。

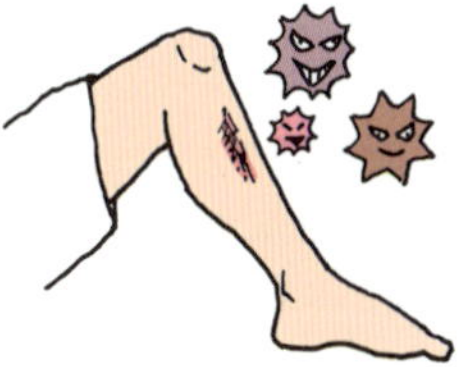

糖尿病があるとき

糖尿病患者は小さな傷でも治りにくく、細菌感染を起こしやすい。そのため潰瘍《かいよう》や壊死《えし》につながることが多いので注意する。治りにくい場合は、小さな傷でも早めに受診する。

4 ▶ 応急処置

A すり傷・切り傷

❶ 傷口を水道水で洗浄する

細菌感染を防ぐために傷口を水道水で洗浄する。とくに泥や土で汚れているときは傷口の奥まで十分に洗う。

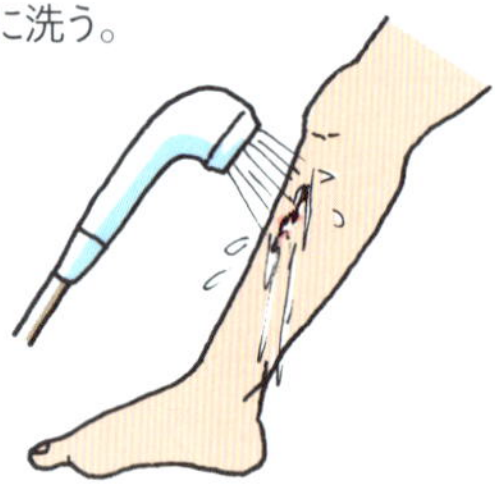

❷ 止血する

直接圧迫止血法（⇒P120）で止血する。

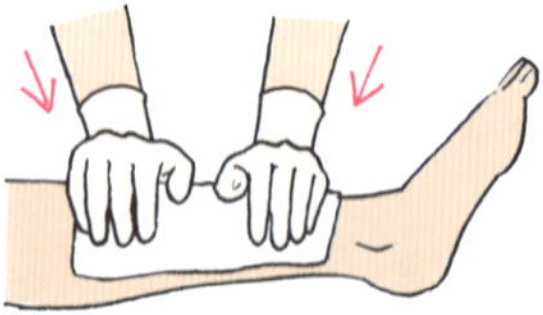

❸ 傷口を保護する

傷口に清潔なガーゼをあてて保護する。翌日になっても痛みがとれない場合は受診する。

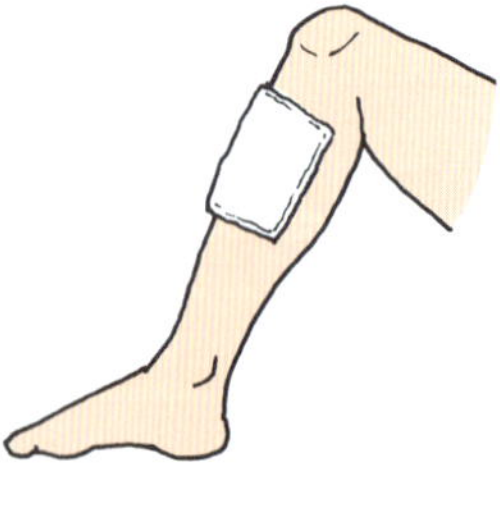

❹ 切り傷が深い場合はすぐに病院へ

切り傷の長さが1.5〜2cm以上あったり、深さがあるときは傷口がふさがりにくかったり、筋肉や神経の切断のおそれがあるため、すぐに受診する。

B 刺し傷

① 傷口を洗浄し、保護する

細菌感染を最小限に抑えるために傷口を水道水で洗浄する。

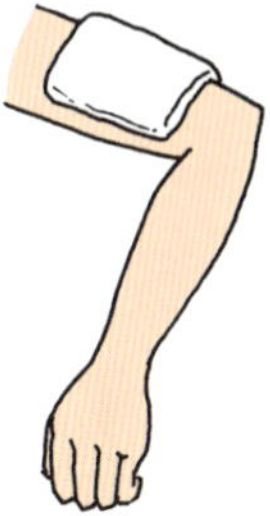

② 止血する

傷口に清潔なガーゼをあてて直接圧迫止血法（⇒P120）で止血し、なるべく早く受診する。異物で止血がよくできない場合は、ガーゼを厚くあてて保護し、そのまま救急受診する。

✖ やってはいけない

刺さったものを抜く

刺さったものが止血の役割をしていることがあるので、小さなトゲ以外は抜かないようにする。

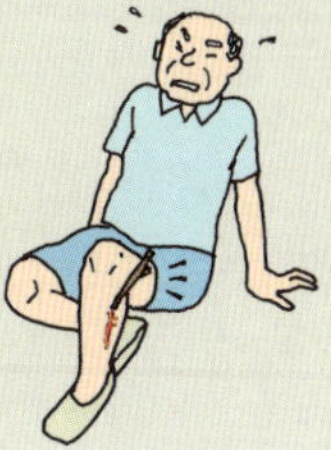

薬を使用する

軟膏《なんこう》などの薬品を塗ることで細菌感染を起こすことがある。流水で洗ったあとはガーゼで保護するだけにして薬は使わない。

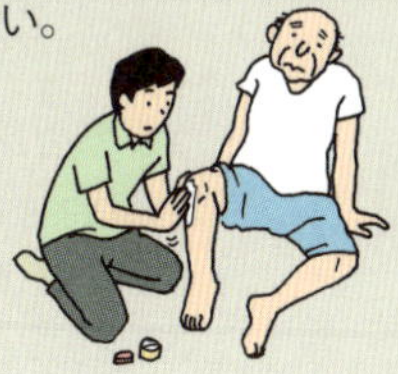

内出血がある

POINT 高齢者は血管や皮下組織がもろくなっているため、わずかな圧迫でも毛細血管が破れて皮下出血を起こします。内出血が痛みを伴う、体のあちこちにくり返す、手のひらより大きいなどの場合は早めに受診しましょう。

1 ▶まずここをチェック

1	どこにできたのか
2	痛みはあるか
3	1カ所か複数か
4	どの程度の大きさか
5	腫《は》れや熱感はあるか
6	転倒や打撲はあったか

ちょっとアドバイス

ワルファリンカリウム(商品名:ワーファリンなど)などの血液抗凝固剤の使用中に、たびたび出血がみられる場合は、薬の量、用法の間違いがないかをチェックする。

2 ▶ その他のチェックポイント

1	貧血はあるか	
2	動《どう》悸《き》、息切れはあるか	
3	関節の腫れはあるか	
4	発熱はあるか	
5	持病はあるか	
6	飲んでいる薬は何か	

3 ▶ こんなときは…

痛みがなく、皮膚の下に内出血が見えるとき

皮膚の下に赤黒いあざのようなものが見えるときは、衣服の圧迫や摩擦による刺激が原因と考えられる。衣服の状態をチェックして、圧迫や刺激がないものに替える。

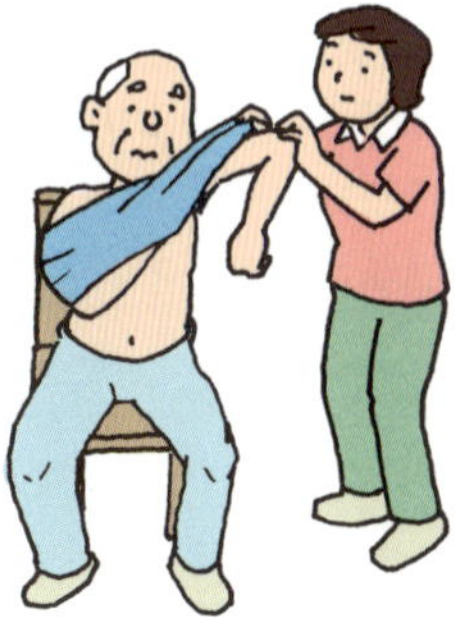

4 ▶ 応急処置

❶ 痛みがある場合は冷やす

タオルをあてた上から氷嚢《ひょうのう》や保冷パックなどで冷やして痛みをやわらげる。

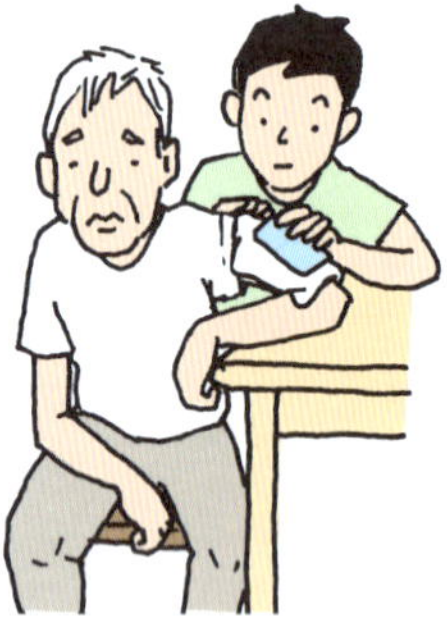

❷ 痛みがおさまったら温める

痛みがおさまったら、患部の血流をよくするために蒸しタオルなどで温めると、血流がよくなり治りが早くなる。

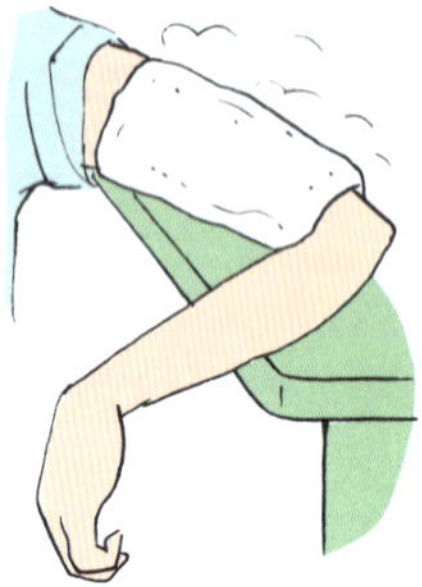

③ 内出血が広がってきたら圧迫する

内出血が広がってきたときは、出血が続いている可能性があるので内出血している部分を圧迫して様子をみる。10分以上圧迫しても広がる場合は早急に受診する。

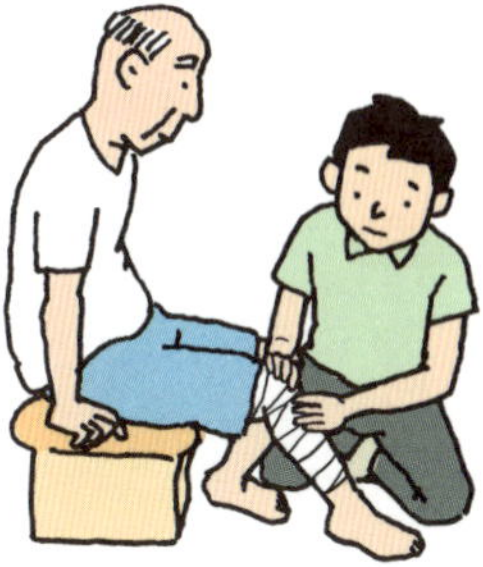

やってはいけない

指先だけを使って介護する

手をつないで誘導するときなど、指先だけを引っぱる、指を握るなどすると、指で圧迫した部位が内出血を起こしやすくなる。必ず手のひら全体や腕を使って支えたり、手引き歩行をする。

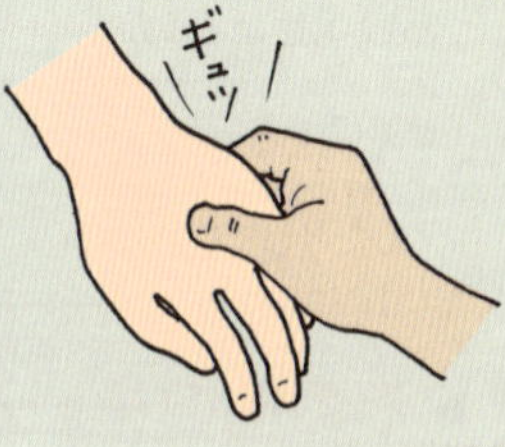

➡こんな病気が考えられます

血液疾患（老人性紫《し》斑《はん》病、白血病、再生不良性貧血、血小板減少症など）

のどに食べ物を詰まらせた（窒息）

POINT 高齢者は加齢によって嚥下《えんげ》機能が低下しているため誤嚥《ごえん》だけでなく、窒息を起こしやすくなります。食事中に急に苦しそうにしていたら、まず気道の閉塞《へいそく》の有無を確認し、一刻も早く異物を取り除きます。

1 ▶ まずここをチェック

1	意識はあるか
2	呼吸状態はどうか
3	せきはできるか
4	ぐったりしていないか

2 ▶ その他のチェックポイント

1	喘鳴《ぜんめい》はあるか	
2	チアノーゼになっているか	
3	せきやたんはあるか	
4	発熱（微熱でも）はあるか	

5	失禁していないか	
6	活気はあるか	
7	嚥下は普通にできているか	
8	体調に変化はないか	

3 ▶ こんなときは…

何度もくり返すとき

老化のほか脳卒中などの疾患や薬、一時的に体調を崩したことが嚥下障害の原因になる。嚥下障害がある場合は、口内を清潔するための口腔《こうくう》ケアや口のまわりや頬、舌の運動などのリハビリを行い誤嚥を予防する。

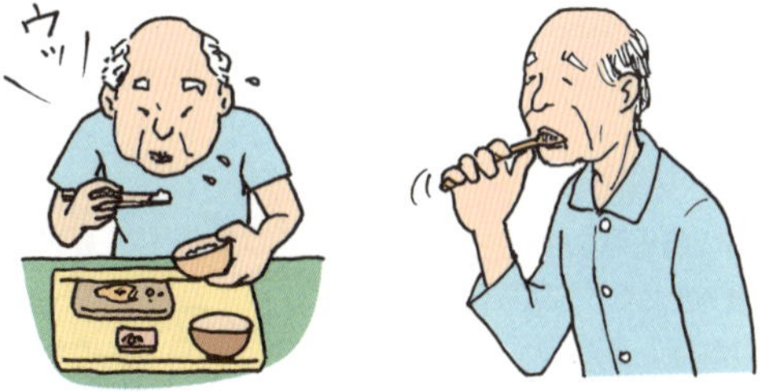

ちょっとアドバイス

嚥下機能は、加齢とともに低下する傾向にあり、体調や食べ物・飲み物の種類によっては嚥下困難から窒息に至ることがある。むせずに誤嚥することもあるので注意が必要。

4 ▶ 応急処置

① 口腔《こうくう》内に残った異物をかき出す

口腔内に異物が見えたら、指でかき出す。

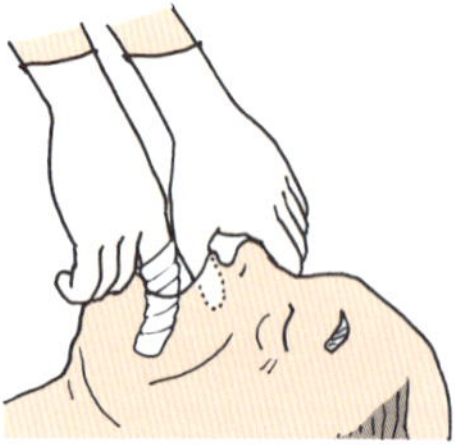

② せきをさせる

上体を起こして前かがみにさせ、せきをさせる。

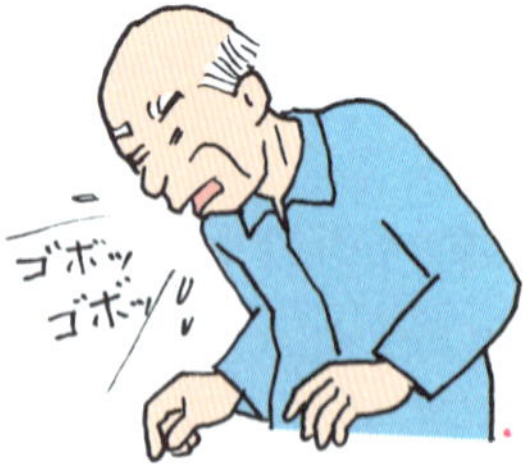

③ せきが出ないときは背中をたたく「背部叩打法《はいぶこうだほう》」か「ハイムリック法（上腹部圧迫法）」で吐き出させる

A 背部叩打法

左右の肩甲骨の中間を手のつけ根で何度もたたく。しばらく続けて効果がなければ、すぐにハイムリック法に切り替える。

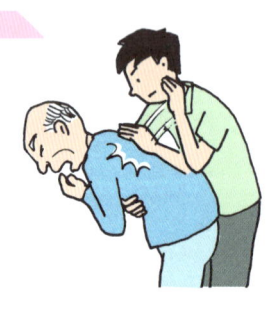

B ハイムリック法

立位

後ろから抱きかかえ、片方の手で握りこぶしをつくり、みぞおちにあて、何度も手前に引き寄せる。

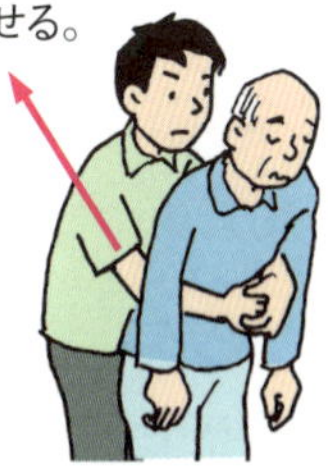

座位

座った姿勢で、片方の手で握りこぶしをつくり、みぞおちにあて、何度も手前に引き寄せる。

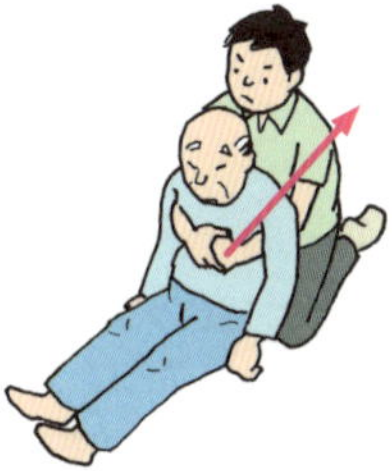

④ 吸引器を使う

吸引器で異物を取り出す。吸引器の代わりに、掃除機を使用するときは、ノズルをそのまま使用しないこと。必ず専用の吸引チューブを接続して吸引する。

⑤ 呼吸が戻ったら早めに受診する

異物を吐き出し、呼吸が楽になったら早めに受診する。微熱や失禁がみられたら、誤《ご》嚥《えん》性肺炎を起こしている可能性があるので早急に受診する。

✖ やってはいけない

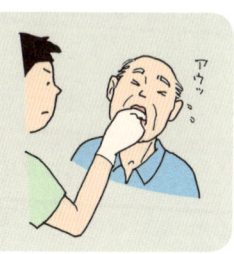

のどの奥に無理やり指を入れる

詰まっている異物を余計中に押し込んでしまう危険がある。

薬を間違えた（誤薬）

POINT ほかの人の薬を飲んでしまったり、中止になった薬を飲んでしまうなど、誤薬は介護の場面で起きやすい事故のひとつです。場合によっては生命の危険につながることもあるので、注意を怠らないようにしましょう。

1 ▶まずここをチェック

1	いつ、何の薬を、どのくらい飲んだのか
2	間違えた薬の効能と副作用は何か
3	間違えた薬の服用時の注意点は何か （ほかの薬や食品との飲み合わせなど）
4	普段飲んでいる薬との相互作用や飲み合わせはどうか
5	バイタルサインに変化はあるか（血圧上昇または低下、頻脈《ひんみゃく》または徐脈《じょみゃく》、呼吸状態の変化）

ちょっとアドバイス

薬の中には、食品やサプリメントなどとの飲み合わせで、効果が強まったり弱まったりするものがある（血圧の薬とグレープフルーツなど）。飲み合わせは医師・薬剤師に確認を。

2 ▶ その他のチェックポイント

1	意識はあるか	
2	ショック症状はあるか	
3	頭痛はあるか	
4	動《どう》悸《き》はあるか	
5	吐き気、嘔《おう》吐《と》はあるか	
6	ふらつきはあるか	
7	ぜんそく発作はあるか	
8	そのほかの体調の変化はないか	
9	持病はあるか	

3 ▶ こんなときは…

1回に飲む薬の量を間違えたとき

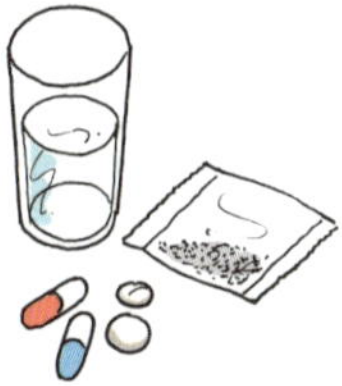

1回の用量より少なかったり飲み忘れた場合、次の薬の時間まで4時間以上あいていれば、すぐに不足分を飲む※（4時間未満の場合は飲まない）。1回の用量より多く飲んだときは、副作用を確認し、状態観察をして医師に相談する。

※糖尿病の薬など、一部の薬は対応が異なるので個別に確認しておくとよい

4 ▶ 応急処置

❶ 口の中に残っていたら出してもらう

口の中を確認し、まだ飲み込んでいない薬が入っていた場合は、出してもらう。

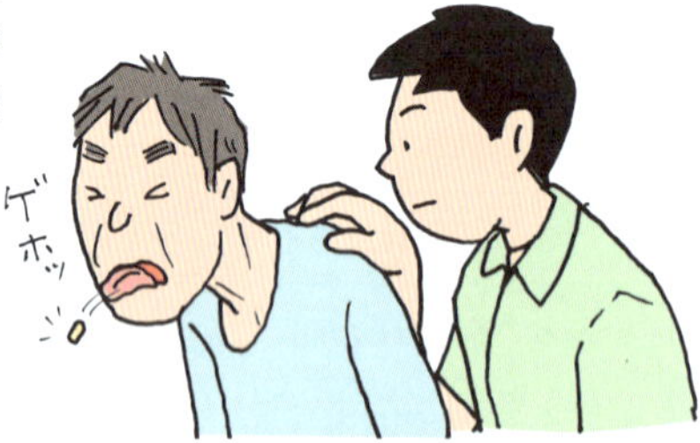

❷ 間違えて飲んだ薬を確認する

本人に確認するか、まわりに残された薬のシート（プレス・スルー・パッケージ）包装などで判断する。

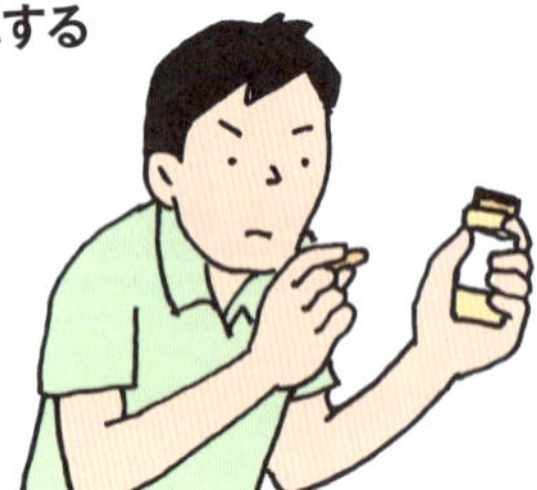

ちょっとアドバイス

薬についての不安や疑問があるときにいつでも相談できるように、信頼できる薬局を「かかりつけ薬局」として決めておくとよい。

❸「お薬説明書」を確認する

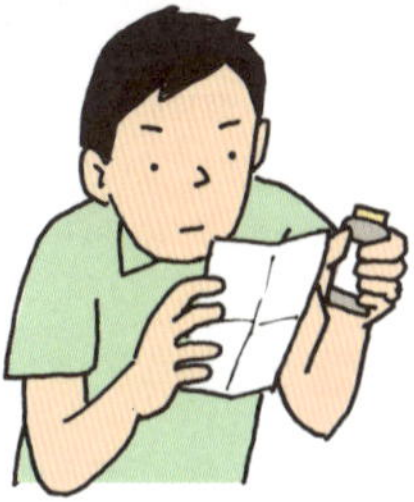

薬の効能や副作用、飲み合わせなどの注意事項が記載された「お薬説明書」を確認し、その後の行動や飲食に注意する。

❹ 全身の症状を観察し、医師に連絡する

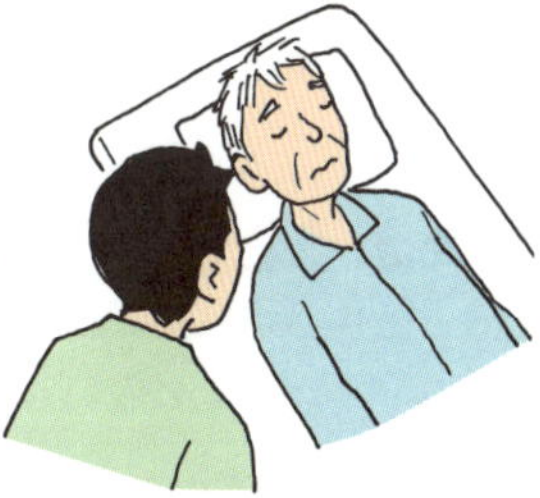

誤って飲んだ薬とその後の状況を医師に報告し、指示をあおぐ。薬の効能、副作用を念頭におき、その薬に沿った経過観察を行う。

ちょっとアドバイス

高齢者には、1回に複数の種類の薬が処方されたり、同じ成分でも配合量が違う薬が同時に処方されることがある。飲み間違いを防ぐためには、医師や看護師、薬剤師と連携し、一包化する、わかりやすく仕分ける、服用後の包装を保存して確認してから処分する、チェック表で管理するなどの工夫をする。

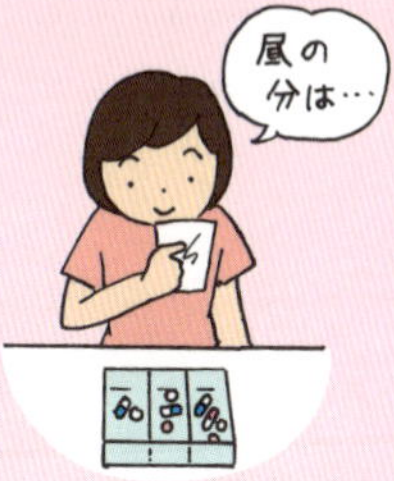

飲んではいけないものを飲んだ（誤飲）

POINT 飲食物以外のものを飲み込んでしまうことを誤飲といいます。とくに毒性の高いものを飲み込んだ場合は生命にかかわる危険があるので、早急な対応が必要です。

1 ▶ まずここをチェック

1	いつ、何を、どのくらい飲んだのか
2	吐き気、嘔《おう》吐《と》はあるか
3	胃痛、腹痛はあるか
4	のどの痛みはあるか
5	気分は悪くないか

ちょっとアドバイス

誤飲のほとんどは「うっかりミス」。薬品を別の容器へ詰め替えたり、食品と同じ容器を使用したり、置きっぱなしにするなどは絶対にしない。

2 ▶ その他のチェックポイント

1	意識はあるか	
2	呼吸状態はどうか	
3	ショック症状はあるか	
4	けいれんはあるか	
5	血圧の変動はあるか	

3 ▶ こんなときは…

少量飲んだか、なめた程度のとき

とくに症状がなく、本人も元気で体調に変化がない場合は、受診せずに様子を観察してもかまわない。

自分で吐けないとき

吐き気があるときは、介護者が舌の奥に指を入れて嘔吐反射を起こして吐かせる。ただし無理はしない。とくに認知症がある場合は無理に吐かせずに受診する。

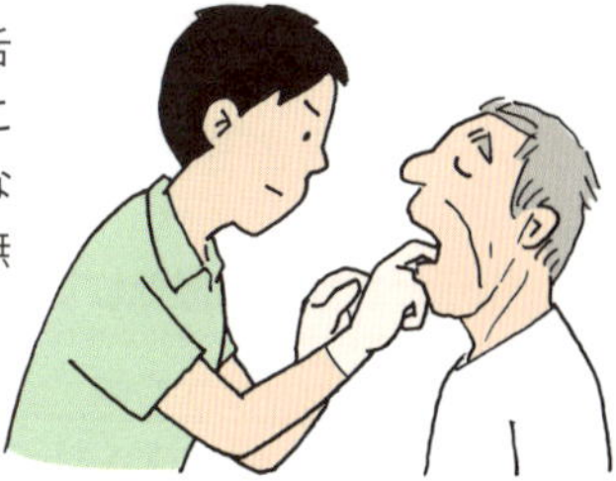

4 ▶ 応急処置

① 何を飲んだかを確認する

容器や飲み残しなどから、飲んだものを確認する。

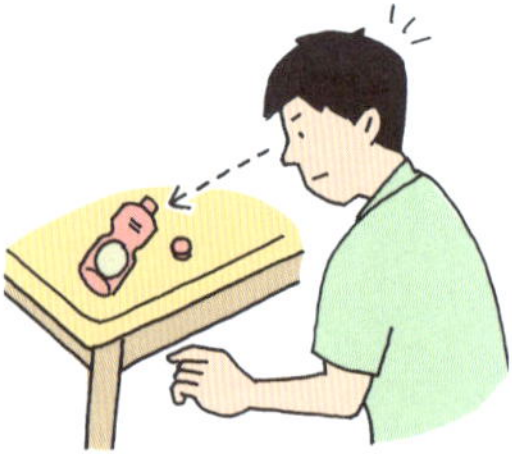

② 飲んだものがわかったら専門家の指示をあおぐ

中毒110番か、救急外来へ連絡して指示をあおぐ。

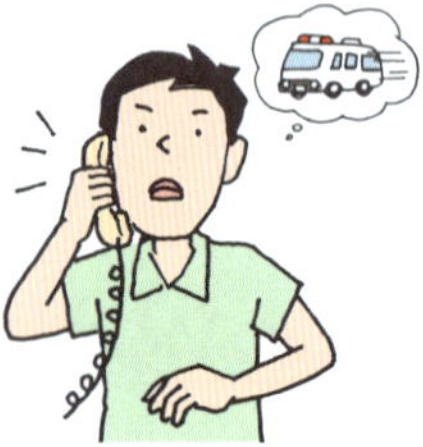

中毒110番　公益財団法人日本中毒情報センター

〈一般市民専用：情報料無料、通話料のみ〉

- 大阪（365日24時間対応）　072-727-2499
- つくば（365日9～21時対応）　029-852-9999
- たばこ専用電話（テープ対応）　072-726-9922

〈医療機関専用有料電話：1件2000円〉

- 大阪（365日24時間対応）　072-726-9923
- つくば（365日9～21時対応）　029-851-9999

＊化学物質（たばこ、家庭用品など）、医薬品、動植物等の毒などによって起こる急性中毒について、実際に事故が発生している場合に限定して情報提供。

③ 指示どおりの処置をして受診する

飲んだものによって応急処置が異なるので、必ず医師や中毒110番の指示に従う。処置がすんだら容器や飲み残し、吐しゃ物などを持ってなるべく早く受診する。

水または牛乳を飲ませる	シャンプー　ヘアリンス　漂白剤　トイレ用洗剤　換気扇用洗剤　消臭剤　乾燥剤　使い捨てカイロ　ほう酸だんご　除草剤
水や牛乳を飲ませてはいけない	灯油　マニキュア除光液　殺虫剤　たばこ　たばこが溶けた水
吐かせてはいけない	殺虫剤　漂白剤　ベンジン　灯油　防虫剤（樟脳《しょうのう》）　消毒薬（牛乳や卵白を飲ませるのみ）　薬の包装シート
様子をみる	絵の具　蚊取り線香　口紅　クレヨン　ティッシュペーパー　ボタン　消しゴム　紙おむつ

✖ やってはいけない

何を飲んだかわからないのに吐かせたり、水や牛乳を飲ませる

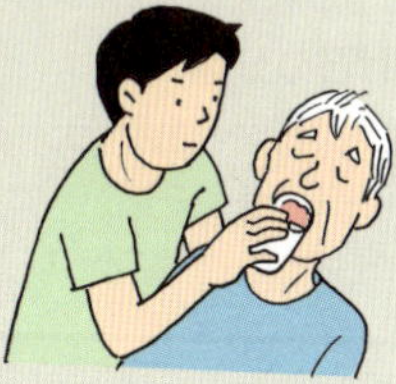

飲み込んだものによっては、吐かせることで食道を傷つけることがある。また水や牛乳を飲ませることで、体内で化学反応を起こすこともあるので危険。

やけどをした

POINT やけどの応急処置はとにかく冷やすことです。皮膚が薄く、抵抗力が低下している高齢者は重傷化しやすく、迅速な対応が必要です。やけどの範囲が広い、水ぶくれが破れた、やけどをした皮膚が白っぽい、熱い空気を吸い込んだなどのときはすぐに受診します。

1 ▶まずここをチェック

1	どの部位か、どれくらいの広さか
2	水ぶくれはあるか、破れていないか
3	どの程度の痛みか
4	やけどの原因は何か

2 ▶その他のチェックポイント

やけどの分類

やけど度数	やけど深度	症状	痛み	治療期間
Ⅰ度	表皮	発赤、皮膚表面の発疹	疼痛《とうつう》、灼熱《しゃくねつ》感	数日

Ⅱ度	真皮	水ぶくれ、皮膚の表面が崩れる	強い痛み、灼熱感	1～2週間
Ⅲ度	皮下組織	皮膚が蒼白	弾力性を失う痛みや皮膚の感覚がない ※皮膚移植が必要な場合も	1カ月以上

3▶こんなときは…

低温やけどをしたとき

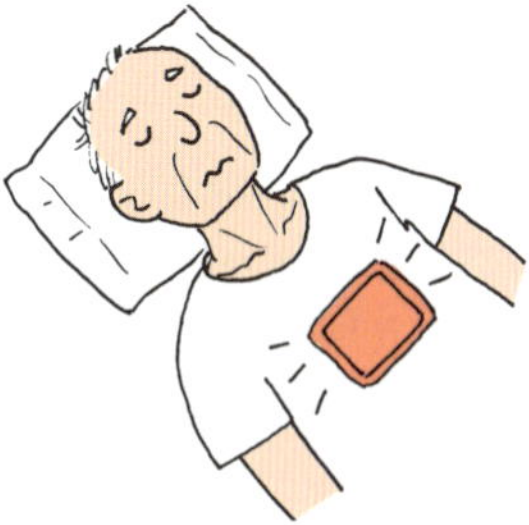

使い捨てカイロなどを長時間あてたために、皮膚の損傷《そんしょう》が深くまで到達して重傷化する危険がある。範囲が狭くても、深くまでやけどしていることがあるため注意する。応急処置はほかのやけどと同様。

化学薬品でやけどをしたとき

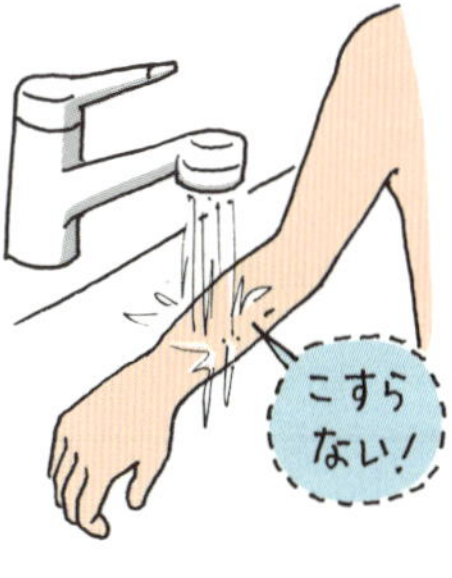

漂白剤などの化学薬品が皮膚についてやけどをした場合は、薬品のついた衣服を脱がせ、体に付着した薬品を十分に洗い流す。洗うときは患部をこすらないように注意し、痛みや赤みがあったら受診する。

4 ▶ 応急処置

❶

A 手のひら全体より大きなやけど

冷やしながら、すぐに病院へ

手のひら全体より大きなやけど（体表面積の1%）は重傷と判断し、すぐに受診する。Ⅱ度以上（P153表）や体表面積の20%以上のときは救急車を呼ぶ。

B 手のひら全体より小さなやけど

水で冷やす

強い水流が直接あたらないように洗面器などに患部をつけて、水を流しながら、痛みがなくなるまで冷やす。衣服は無理に脱がさず、衣服の上からシャワーをかける。難しい場合は、水でぬらしたタオルなどで冷やす。痛みがなくなり、発赤だけならそのまま様子をみる。保護は不要。

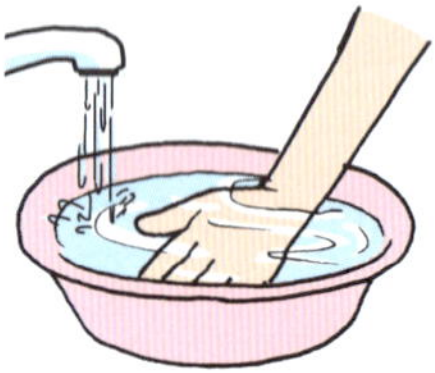

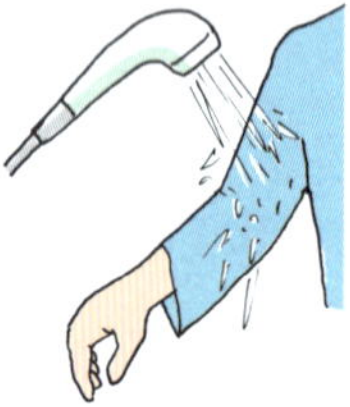

❷ 大きな水ぶくれができたときは患部を保護して受診する

水ぶくれが破れないように、患部に清潔なガーゼなどで保護して受診する。

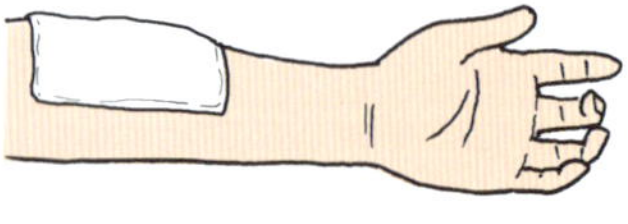

やってはいけない

体をやけどしたときに服を無理に脱がす

服にやけどした皮膚がくっついている可能性が高く、無理に脱がすと皮膚がはがれる危険がある。

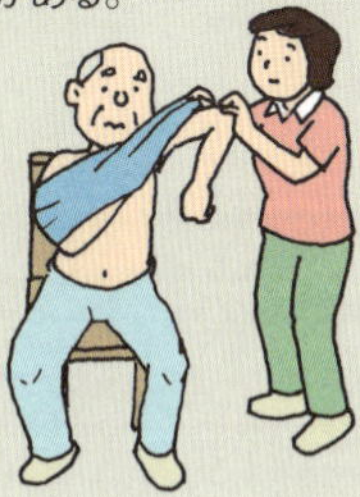

アロエ、味噌、油などを塗る

民間療法は、細菌感染の危険があるので絶対に行わない。

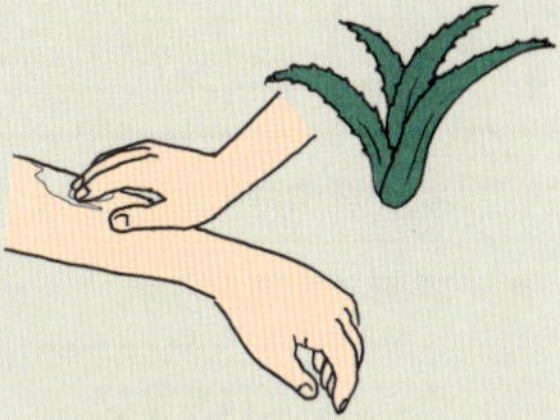

氷を直接あてて冷やす

やけどした皮膚に氷がくっついて皮膚がはがれることがある。

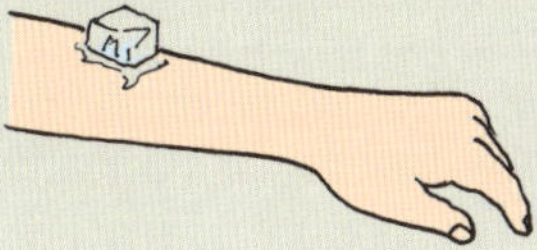

水ぶくれをつぶす

水ぶくれがつぶれた皮膚から細菌感染が起こる危険がある。

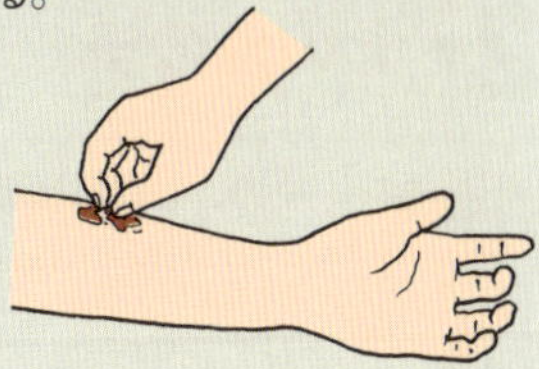

浴室でおぼれた

POINT 溺死の80％が65才以上といわれるほど高齢者の溺水の発生頻度は高くなっています。血圧の変動で意識状態が悪化することがひとつの要因です。しっかりとした予防策と緊急時の迅速な対応が生死を分けます。

1 ▶ まずここをチェック

1	意識はあるか
2	呼吸状態はどうか
3	チアノーゼはあるか
4	水を吐いたり、むせたりしていないか
5	どのようにしておぼれたか

2 ▶ その他のチェックポイント

1	まひ、脱力、しびれはあるか	
2	頭痛、胸痛など痛みはあるか	
3	外傷（打撲、骨折、すり傷など）があるか	

4	入浴していた時間はどれくらいか	
5	持病はあるか	
6	飲んでいる薬は何か	

3 ▶こんなときは…

顔を湯につけているとき

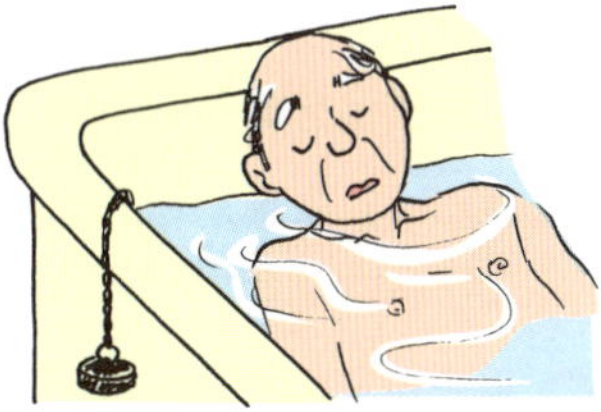

顔を上に向けて、浴槽の栓を抜き、湯量を減らす。湯を抜きすぎると浮力を利用して引き上げられなくなるので、顔が出る程度の量まで抜く。

水を飲んでいるときは

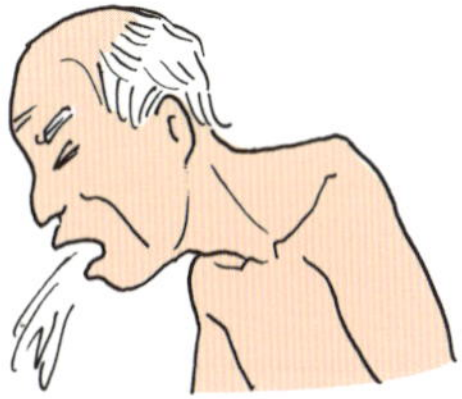

あわてて吐かせない。胃に入った水を無理に吐き出させようとすると、気道に入り、誤嚥《ごえん》してしまうことがある。

ちょっとアドバイス

ふろで気持ちよく眠っているように見えても、血圧低下による意識低下の状態の可能性もある。飲酒後の入浴や、42℃以上の熱い湯に長くつかると血圧急変の危険があるので避ける。

4 ▶ 応急処置

① 浴槽から引き上げる

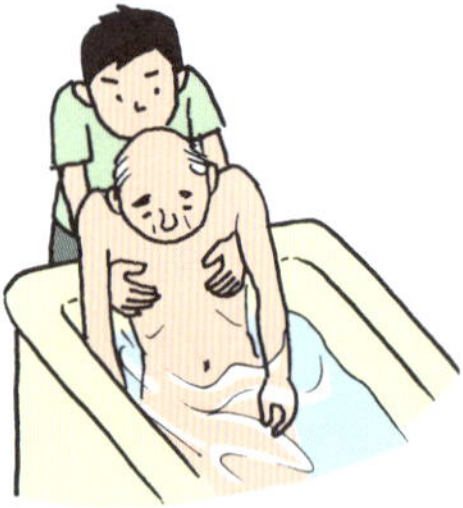

すぐに浴槽から引き上げる。意識障害があって引き上げが難しい場合は、浴槽の栓を抜き、湯量を減らして顔を上に向け顔が湯につからないようにして、その場で救急車を待つ。

② 気道確保をする

呼吸がおかしい場合は、あお向けにして気道確保（⇒P11）し、必要に応じて心肺蘇生を行う（⇒P12）。

③ 意識があれば、横向きに寝かせ、口の中の水を出す

自発呼吸させ、口の中に水が入っているようであれば、顔を横に向けて出させたり、ガーゼなどでぬぐい取る。

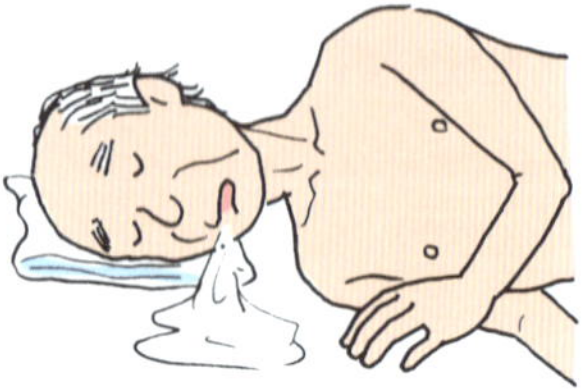

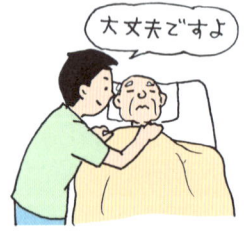

④ 毛布などで保温する

ぬれた体を拭き、体が冷えていれば、毛布などで保温する。「大丈夫ですよ」と声をかけて安心させる。

⑤ 受診する

意識があり元気そうであっても、肺に水が入っていて肺炎を起こすこともあるので、できるだけ早く受診する。

✖ やってはいけない

気道確保するときに無理に首を動かす

転倒時に頸椎《けいつい》を損傷《そんしょう》している疑いがある場合は、呼吸が止まる危険があるので行わない。

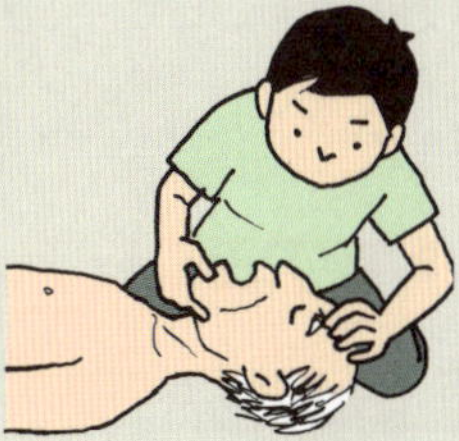

あわてて水を吐かせる

水で気道をふさぐ危険がある。気道の水は自然に体内に吸収されるため、吐かせるよりも心肺蘇生を優先する。

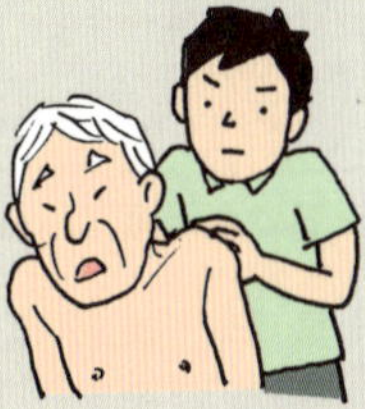

ちょっとアドバイス

入浴するときは高齢者から声をかけてもらうか、なるべく入浴を見守るようにする。長湯はふらつきの原因になるので、長くつかりたい場合は半身浴にする。ヒートショック（温度差が原因で起こる体の変調）による血圧の変動を最小限に抑えるために、浴室全体を温めておくなどの工夫も大切。

ガス中毒かもしれない

POINT 有毒ガスを吸い込むことで生体に障害を起こすことをガス中毒といいます。応急処置のほか爆発や火災といった二次災害を起こさないよう、安易に電気のスイッチを入れたりしないことも大切です。

1 ▶ まずここをチェック

1	意識はあるか
2	呼吸状態はどうか
3	手足などにしびれはあるか
4	異常な興奮はみられるか
5	頭痛やめまいはあるか
6	吐き気、嘔吐《おうと》はあるか
7	気分はどうか
8	顔色はどうか

2 ▶ こんなときは…

一酸化炭素中毒が疑われるとき

都市ガス、プロパンガスなどの不完全燃焼による一酸化炭素中毒が疑われる場合、顔色がよかったり意識があっても歩かせない。途中で手足がまひして、動かせなくなることがある。また数日後に意識障害や神経障害などが起こることがあるので、必ず受診する。

3 ▶ 応急処置

① ガスを止め、換気する

ガスもれに気づいたら、ガス器具の栓やガスの元栓を閉めてガスを止め、窓を大きく開けて換気する。火花の出るようなスイッチには触れない。

② 様子を観察する

衣服をゆるめて横向きに寝かせる。毛布などをかけて保温し、安静にして様子を観察する。意識や呼吸の状態が悪化したら、気道確保（⇒P11）し、心肺蘇生（⇒P12）を行う。症状がおさまっても必ず受診する。

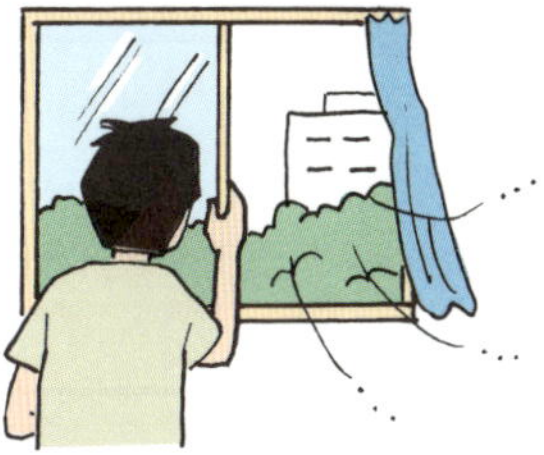

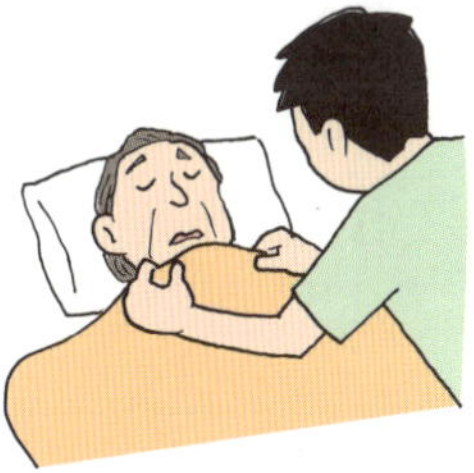

感電した、雷に打たれた

POINT 感電すると内臓が損傷《そんしょう》したり、やけどを負ってしまったりすることもあります。感電に気づいたら、救護者（介護者）自身の感電を防ぎながら、すぐに電源から離して意識や呼吸の状態を確認し、適切な対応をします。

1 ▶ まずここをチェック

1	意識はあるか
2	呼吸状態はどうか
3	脈拍は普通か（60～80回／分）
4	やけどをしていないか
5	外傷はあるか
6	痛みがあるか。どこが痛み、どの程度か
7	どこで感電したか
8	体がぬれていないか

2 ▶ こんなときは…

屋外などで電源が容易に切れないとき

電流が通じないゴム手袋、ゴム長靴、乾いた木綿の靴下を着用し、乾いた木の板の上に乗るなどして感電を防ぐ。また木材などを使って、感電した高齢者を電源から離す。

3 ▶ 応急処置

① 電源から離す

すぐに電源を切り、感電した高齢者を電源から離す。

② 意識と呼吸の有無を確かめる

意識がなかったら、気道確保（⇒P11）し、呼吸が止まっている場合は心肺蘇生（⇒P12）を行う。意識がある場合は本人が楽な姿勢を取らせ、救急車を待つ。

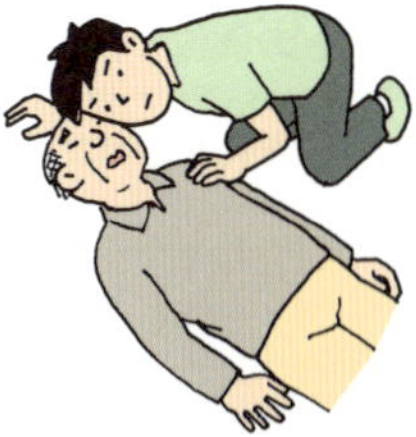

✕ やってはいけない

元気そうだからと受診しない

意識がはっきりしていても、体の奥までやけどをしていることがあるので、緊急受診する。

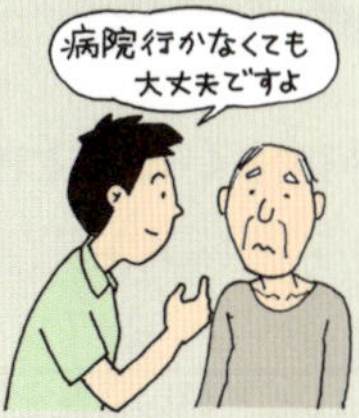

かぶれた

POINT かぶれとは、皮膚についた物質によって皮膚が炎症を起こすことです。特定の物質にアレルギーがある人が、その物質に触れたときにかぶれる「アレルギー性」と、誰にでも起こる「非アレルギー性（刺激性）」があります。

1 ▶ まずここをチェック

1	どんな状況でかぶれたのか
2	どの部位に、どのくらいの範囲でかぶれたのか
3	ほかにかぶれた部位はないか
4	日光にあたったか

2 ▶ こんなときは…

何度もくり返すとき

アレルギー性のかぶれが考えられるため、受診する。場合によっては血液検査などによって原因物質を特定することもある。

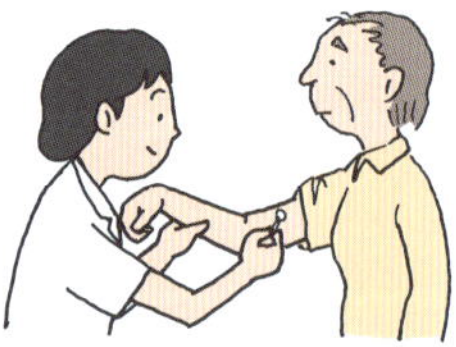

3 ▶ 応急処置

① 患部を洗い、冷やす

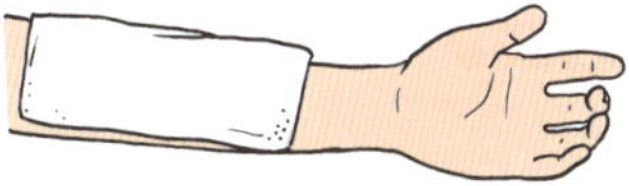

患部を流水でよく洗い、冷たいタオルなどで冷やす。

② 原因を取り除く

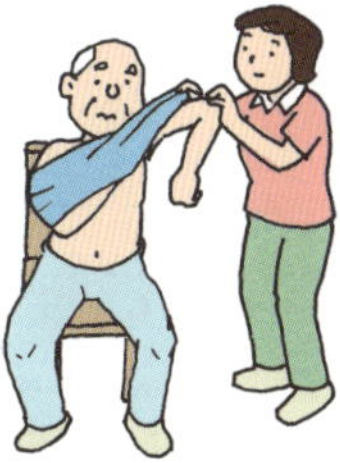

衣服、おむつ、貼り薬、金属製のアクセサリーなど、かぶれている部位から原因と考えられるものを取り除く。

✖ やってはいけない

自己判断で薬を塗る

勝手に軟膏《なんこう》を塗ると、症状が悪化することがある。必ず受診して処方された薬を塗る。

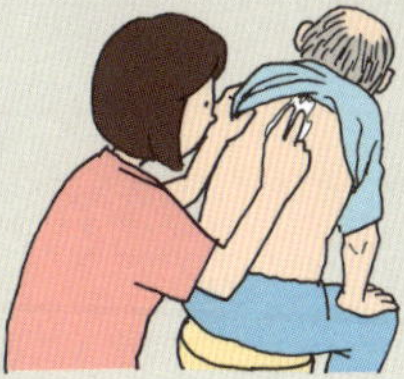

かぶれた部位をかく

かくことで症状が悪化し、治りにくくなることがある。かゆみが強いときは冷やす。

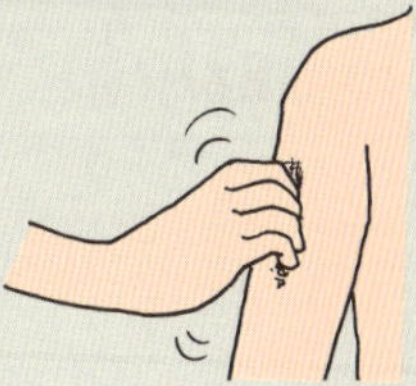

動物にかまれた・ひっかかれた

POINT 動物の口腔《こうくう》内や爪に付着した細菌に感染する可能性が大きいので、かまれたり、ひっかかれたりしたときは傷口をよく洗浄・消毒し、必ず受診しましょう。

1 ▶ まずここをチェック

1	何にかまれたり、ひっかかれたりしたのか
2	犬の場合、予防接種は済んでいるか（飼い主に確認する）
3	出血はあるか
4	傷の部位はどこか、どの程度の大きさ、深さか
5	傷や腫《は》れはあるか
6	痛みはどの程度か
7	発熱はあるか

2 ▸こんなときは…

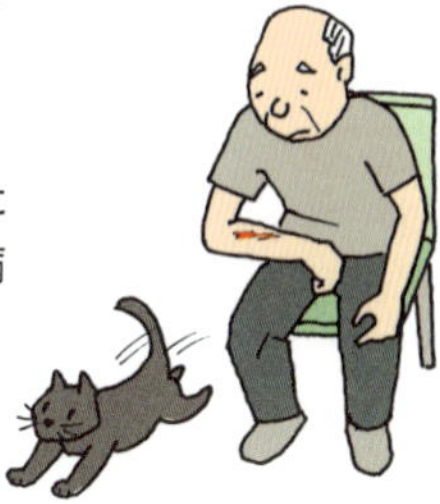

猫にひっかかれたとき

小さな傷でも1～３週間後に傷を受けた部位のリンパ節が腫れる、猫ひっかき病になることがあるので、注意が必要。

痛みや発熱が起こったら

パスツレラ菌に感染した可能性がある。かまれてから数時間で傷が赤く腫れ、発熱、リンパ節の腫れが起こる。呼吸器から感染することもあり、早めに受診する。

3 ▸応急処置

① 患部をよく洗う

石けんを使ってよく洗う。傷のまわりに唾液がついている可能性があるので、広範囲を洗う。

② 出血している場合は止血する

直接圧迫止血法で止血する（⇒P120）。

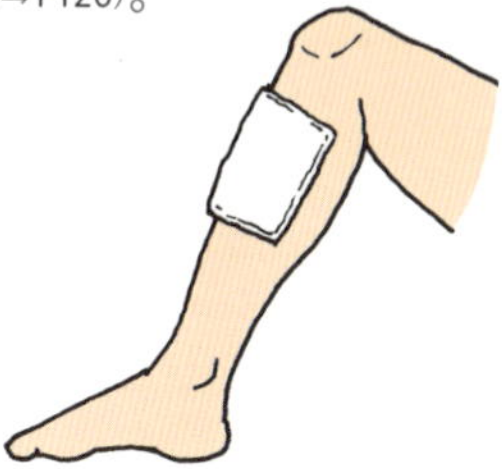

③ 傷を保護して受診する

ガーゼなどで傷口を保護して、傷の大きさにかかわらずすぐに受診する。

虫に刺された

POINT とくにハチに刺されたときには注意が必要です。呼吸困難や意識障害、血圧低下など強いアレルギー反応（アナフィラキシーショック）を起こして死亡することもあります。

1 ▶ まずここをチェック

1	何に、どこを刺されたのか
2	刺されたのは１カ所か複数か
3	意識はあるか
4	呼吸状態はどうか
5	ショック症状はあるか
6	痛みはあるか。どの程度の痛みか
7	腫《は》れや熱感はあるか
8	発赤はあるか
9	吐き気、嘔吐《おうと》はあるか
10	発熱はあるか

2 ▶ こんなときは…

チャドクガに刺されたとき

チャドクガに刺されると、強いかゆみを伴う膨疹《ぼうしん》や丘疹《きゅうしん》が出て、かくと毒針毛をより深く刺してしまうので注意する。セロハンテープなどでできる限り毒針毛を取り除き、石けんでよく洗う。

3 ▶ 応急処置

A ハチの場合

① 針を抜く

針が刺さっている場合は、根元から毛抜きかピンセットで抜く。

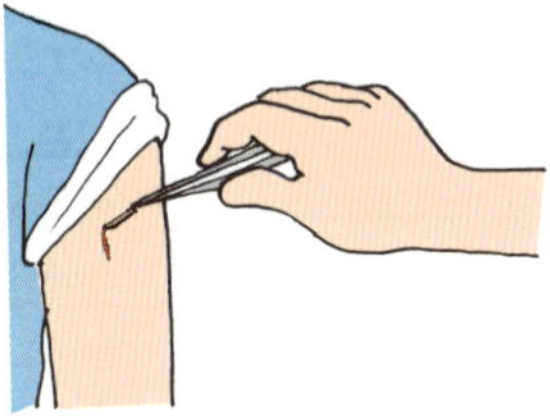

② 患部を流水で洗って冷やす

水道水で患部を洗い、できるだけ毒素を取り除く。保冷パックなどで冷やして熱感や痛みを緩和する。

③ 様子を観察する

様子を観察し、気分が悪くなったり、発熱があったら、すぐに受診する。細菌感染を起こしたり、症状を悪化させることがあるのでアンモニアを用いるなどの民間療法は行わない。

B 蚊、ダニ、ムカデなどの場合

① 患部を洗い、薬を塗る

患部をかくと細菌感染を起こすこともあるので、かかないようにしてよく洗って清潔にして、虫刺され用の薬を塗る。

② 冷やす

冷たいタオルなどで冷やすとかゆみがおさまる場合もある。ただれや腫れが出たらすぐに受診する。

column

そろえておきたい救急用品

救急用品は定期的にチェックし、使用期限を守って使いましょう。直射日光が当たらない湿気の少ない場所で、スタッフ全員（家庭の場合家族）がわかる場所に保管します。

医療器具

- [ ] パルスオキシメーター
- [ ] AED
- [ ] 人工呼吸用フェイスシールド
- [ ] 簡易酸素
- [ ] ストレッチャー、担架
- [ ] 体温計
- [ ] 血圧計
- [ ] 氷嚢《ひょうのう》
- [ ] 氷枕
- [ ] ディスポーザブルビニール手袋
- [ ] ピンセット　など

衛生用品

- [ ] ディスポーザブルマスク
- [ ] 滅菌ガーゼ
- [ ] 包帯各種
- [ ] 三角巾
- [ ] サポーター類
- [ ] サージカルテープ
- [ ] 綿棒・綿球
- [ ] 脱脂綿
- [ ] 安全ピン
- [ ] 絆創膏
- [ ] ビニールエプロンなど

その他

- [ ] 保冷パック
- [ ] 毛布、保温シートなど
- [ ] 懐中電灯
- [ ] はさみ
- [ ] 爪切り
- [ ] ビニール袋
- [ ] 洗面器
- [ ] 使い捨てカイロ
- [ ] 消毒薬
- [ ] 湿布薬　など

※常備薬等を使用する場合は、個人の持病・症状によって異なるので十分注意をする。用法・用量を守って正しく使用する

4章

高齢者からの訴えに対応する

高齢者から「眠れない」「体が痛い」などの訴えがあるときは、思わぬ急変のサインかもしれません。症状をチェックして、訴えに対応しましょう。ここでは、よく見られる訴えを中心に、応急処置などをまとめました。

足が痛い

POINT 足が痛む原因は、骨折、脱臼、ねんざなどの外傷や、変形性膝関節症、閉塞性動脈硬化症《へいそくせいどうみゃくこうかしょう》などさまざま。痛みの原因を正しく把握し、適切な対応を行いましょう。

1 ▶ まずここをチェック

1	どこが痛むのか（関節、筋肉、よくわからないなど）
2	変形や腫《は》れはあるか
3	しびれや脱力はあるか
4	皮膚の色に変化はあるか
5	痛む場所に冷感はあるか
6	どんな状況で痛みが出たのか（転倒、転落、急な運動など）
7	どんなときに痛みが強くなるか（動かしたとき、体重をかけたとき、安静時など）

2 ▶ こんなときは…

痛みや出血による ショック症状があるとき

気道確保（⇒P11）し、一刻も早く救急車を呼ぶ。

大腿骨頸《だいたいこつけい》部《ぶ》骨折が疑われるとき

股関節周辺に激しい痛みが出るために動かすことが困難。臥床させたまま救急車を呼ぶ。

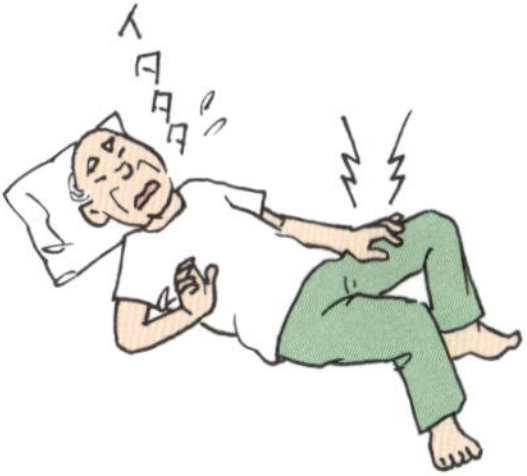

3 ▸ 対応のポイント

❶ どこがどう痛むのか確認する

痛みを感じる部位とどの程度の痛みか、また動かしたとき、歩いたとき、体重をかけたとき、安静時など痛みを感じる状況を確認する。

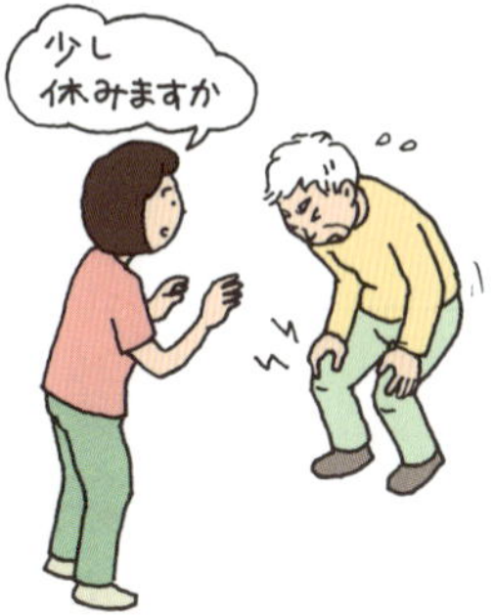

❷ 受診する

痛みが続く場合は受診する。とくに骨折、脱臼、ねんざ、アキレス腱断裂、動脈塞栓《どうみゃくそくせん》が疑われる場合は歩かせず、早急の受診が必要。

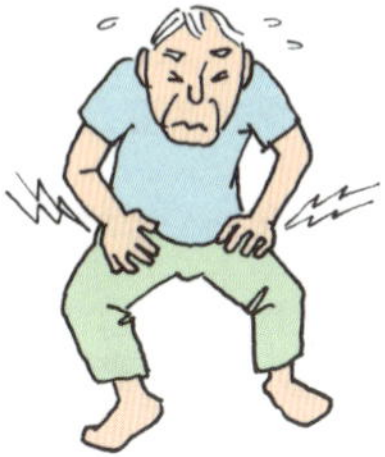

➡こんな病気が考えられます

骨・関節系疾患（骨折、脱臼、ねんざ、アキレス腱断裂など）、内分泌・代謝疾患（糖尿病神経障害など）、閉塞性動脈硬化症　など

ふしぶしが痛い

POINT 体を動かすためには骨と骨をつなぐ関節の働きが重要です。関節の痛みによって可動域が狭くなると、日常生活のさまざまな場面で支障をきたすようになります。

1 ▶ まずここをチェック

1	関節のこわばりはあるか
2	関節の腫《は》れ、熱感はあるか
3	どこの関節が痛むのか
4	左右差はあるか
5	どんなときに痛むのか
6	関節の変形はあるか
7	発熱やほかの症状はあるか

2 ▶ こんなときは…

関節リウマチの場合は

着替え、食事、入浴時など生活のあらゆる場面で関節に負担がかからないように保護する。

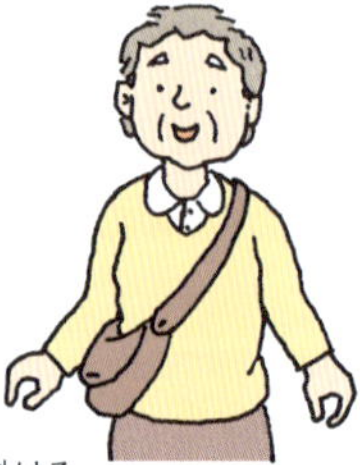

荷物は手で持たず肩から掛ける

3 ▶ 対応のポイント

① 安静にする

関節のあきらかな腫れや熱感が強いときは、横になって休むなど安静にする。

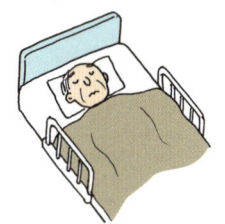

② 関節を動かす

痛みがある程度おさまったら、関節がかたまって動かなくなるのを予防するため、無理をしない程度に少しずつ関節を動かす。

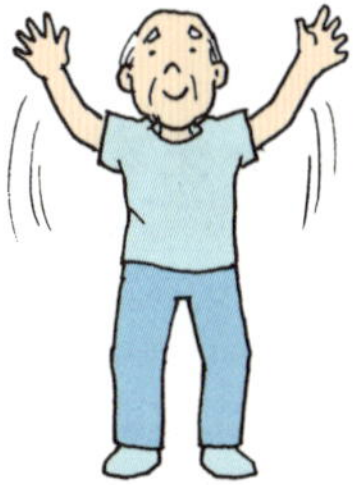

✖ やってはいけない

関節リウマチの患者が長時間うつむいた姿勢でいる

読書や編み物、携帯電話の操作、調理などで長時間うつむいた姿勢でいると、頸《けい》椎《つい》の亜脱臼から頸椎損傷《そんしょう》を起こす危険がある。適宜姿勢を変えるように促す。

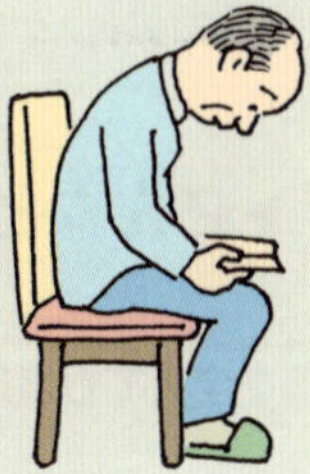

➡こんな病気が考えられます

自己免疫性疾患（関節リウマチなど）、骨・関節系疾患（変形性関節炎など）など

背中や腰が痛い

POINT 骨粗しょう症による脊椎《せきつい》の変形や、圧迫骨折が原因のことが多いですが、なかには大動脈瘤《だいどうみゃくりゅう》の解離など、命にかかわる場合もあるので注意が必要です。

1 ▶まずここをチェック

1	どこが痛むのか（右背、左背、上背、腰背、腰）
2	下肢に痛みやしびれはあるか
3	歩行はできるか
4	転倒、転落などで打撲していないか
5	背中を丸めて横になると楽になるか

2 ▶こんなときは…

姿勢を変えても痛みがおさまらないとき

横になっても起きても痛みが持続するときは、大動脈瘤の解離が起きた可能性がある。姿勢を変えても軽減することがない痛みは、一刻も早く受診を。

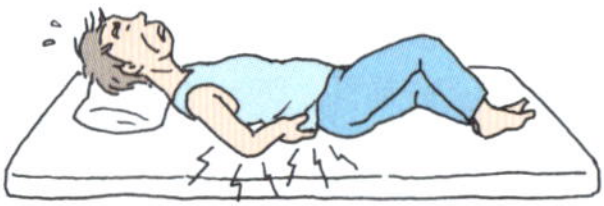

3 ▶対応のポイント

① 楽な姿勢を取らせる

横向きに背中を丸めるように寝かせる。どんな姿勢を取っても痛みが軽減しない場合は救急車を呼ぶ。

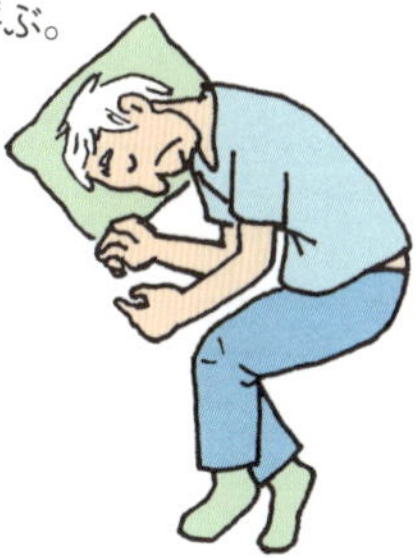

② 痛みの部位を確認する

背中のどこが痛いか、どの程度痛いのか、またほかの症状がないかを確認する。痛みが翌日まで続く場合は、早く受診を。

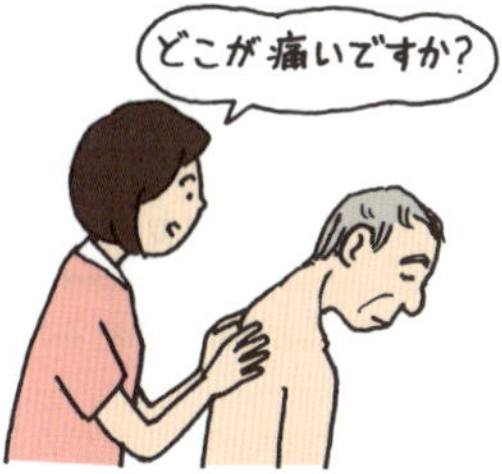

✕ やってはいけない

無理やり動かそうとする

原因がわからない場合は、痛みがひどくなるなど病気を進行させるおそれがあるので、無理に動かさずに安静を保つよう促す。

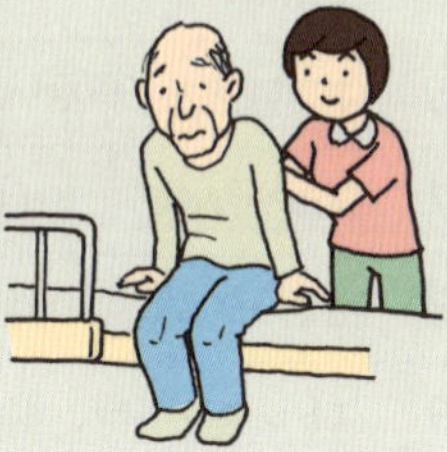

➡こんな病気が考えられます

骨・関節系疾患（圧迫骨折など）、循環器系疾患（狭心症《きょうしんしょう》、大動脈瘤破裂・解離など）、消化器系疾患（膵《すい》臓がんなど）　など

眠れない

POINT 睡眠は必要不可欠なものです。生活リズムの乱れがないか、トイレに何度も行っていないか、体力が低下していないかなど、眠れない原因を探って改善しましょう。

1 ▶まずここをチェック

1	どのように眠れないのか （入眠障害、早期覚醒、熟眠障害、中途覚醒）
2	昼間には眠気はあるか
3	眠れないときに足がムズムズしないか
4	大きないびきをかいていないか
5	食欲はあるか
6	体力は落ちていないか
7	痛みやかゆみ、トイレが近いなどの原因はないか
8	生活リズムに乱れはないか
9	ストレスや不安、悩みなどはないか

2 ▶対応のポイント

❶ 下記の問題点をチェックする

- 30分以上昼寝をしている（昼寝は15～20分が適切）
- 起床・就寝時間が不規則
- 就寝前に飲酒したり、コーヒーや緑茶などのカフェインを摂取している
- 就寝前に興奮するようなことをする（寝る前のテレビやパソコンは光の刺激が強すぎるために不眠の原因になる）
- 寝室の環境が不適切（明るすぎる・暑い・寒い・湿度が高いなど）

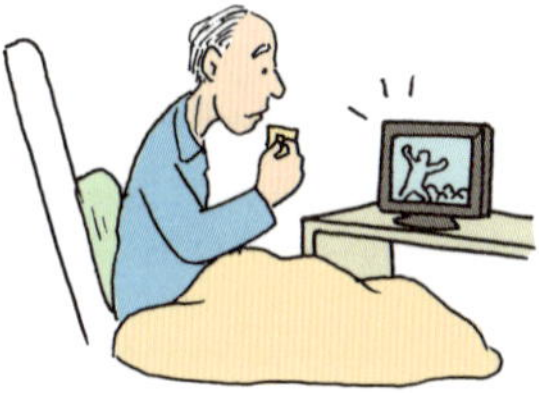

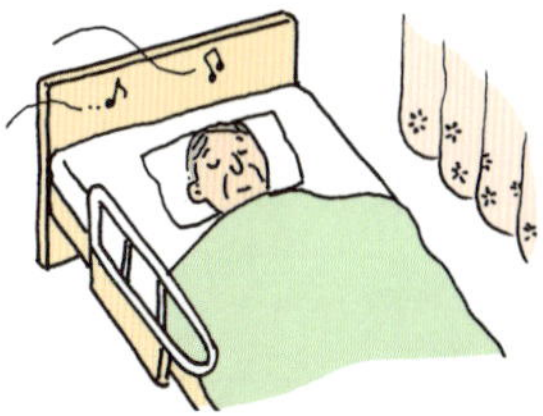

❷ よく眠るための工夫をする

❶を参考に生活リズムを整える、就寝前に心安らぐ音楽を聴く、寝室の明るさ、室温、寝具などの環境を整えるなど工夫をする。

❸ 改善しない場合は医師に相談する

❶、❷を1～2週間実施しても改善しない場合は、医師に相談する。必要であれば内科や心療内科を紹介してもらう。

➡こんな病気が考えられます

精神・神経系疾患（うつ病など）、睡眠時無呼吸症候群、レストレッグス症候群（むずむず脚症候群）、帯状疱疹《たいじょうほうしん》　など

体がかゆい

POINT かゆみは皮膚そのものに原因がある場合と、それ以外に原因がある場合があります。かゆみを楽にするのはもちろん、普段からのスキンケアで予防することが大切。

1 ▶まずここをチェック

1	かいてできた傷はあるか
2	かゆくなる時間帯はあるか
3	皮膚が乾燥してカサカサしていないか
4	発疹や発赤はあるか
5	衣服や皮膚は清潔か

2 ▶こんなときは…

じんましんが出た

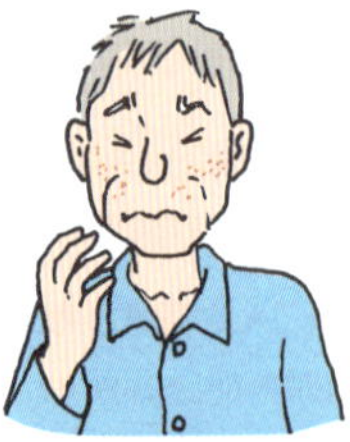

薬剤、食べ物、虫刺され、温度差、ストレスなどによってじんましんが出ることがある。多くは赤い膨隆疹《ぼうりゅうしん》が出てかゆみは強いが、数時間で治まる。全身に出ている、かゆみがひどい、腫《は》れがひかないなどのときは受診する。

3 ▶ 対応のポイント

普段からスキンケアを行う

皮膚の健康を保ち、かゆみを防ぐためには、次の点に留意して、普段からていねいにスキンケアをすることが大切。

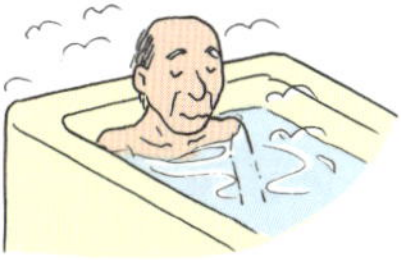

- 部屋の湿度は50～60%を保つ
- 入浴時、熱いお湯に長時間入らない
- タオルでこすりすぎたり、洗浄力の強い石けんは使わない
- 皮膚がカサカサしているときは、石けんを使う頻度を減らす
- 衣類は肌触りのよい綿素材にする
- かきこわさないように爪はこまめに切り、なめらかにする
- 下着や紙おむつなどは皮膚に刺激を与えないようなものにする。汚れたらすぐに交換する

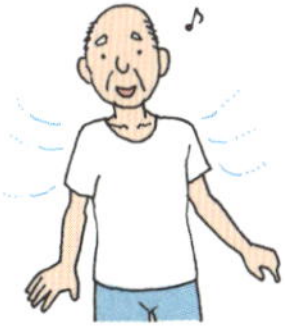

✖ やってはいけない

医師の指示なく、ステロイド薬を使う

ステロイド薬を塗ることで症状が悪化する皮膚疾患があるので注意する。

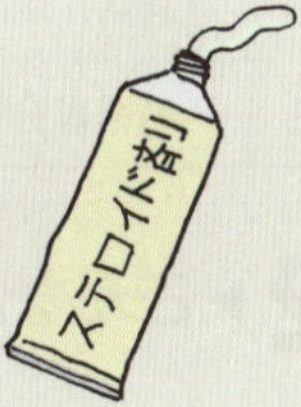

➡こんな病気が考えられます

皮膚疾患（老人性乾皮《かんぴ》症、皮脂減少性皮膚掻痒《そうよう》症、接触性皮膚炎など）、泌尿器系疾患（慢性腎不全など）、消化器系疾患（肝硬変など）、内分泌・代謝疾患（糖尿病など）、疥癬《かいせん》、薬疹　など

食欲がない

POINT 一過性のものもありますが、高齢者の場合、重大な病気の症状としてみられることがあります。経過をきちんと観察して、適切な対応をしましょう。

1 ▶まずここをチェック

1	いつから食欲がないのか、空腹感はあるか
2	食事の量と内容はどうか
3	食べたいのに食べられないのか、食べたくないのか
4	腹部膨満《ぼうまん》感や胸やけ、胃痛はあるか
5	吐き気、嘔吐《おうと》、下痢、便秘はあるか
6	入れ歯は合っているか

2 ▶こんなときは…

体重が減ってきたとき

1年で10%以上の体重減少がある場合、病気が隠れている可能性が高いので、ほかの症状がないかを確認して医師に相談する。

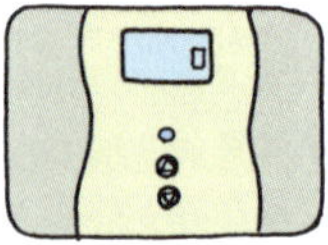

3 ▶対応のポイント

① 食事内容を工夫する

食欲が出るように、食材選び、味つけ、食事の温度、のどごし、盛り付け、食器などを工夫する。

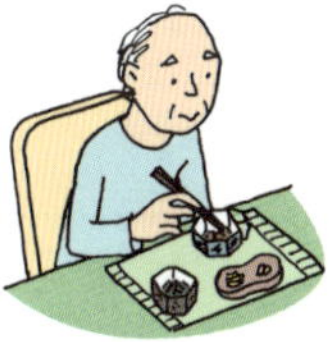

② 何回かに分けて食べる

1度にたくさん食べるのではなくて、少しずつ食べられるようにして、そのつど満足感を味わえたり、食べられた喜びを感じられたりするような工夫をする。

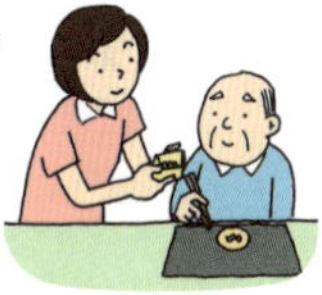

③ 食事の姿勢を整える

食事中は誤嚥《ごえん》しにくく、自力で上肢を動かしやすい安定した姿勢を取れるよう、いすとテーブルの高さを体に合わせて設定する。

✖ やってはいけない

無理に食べさせる

食欲がないのに無理に食べさせようとするとストレスになったり、食事自体を嫌がるようになるなど逆効果。誤嚥する危険もあるので無理強いはしない。

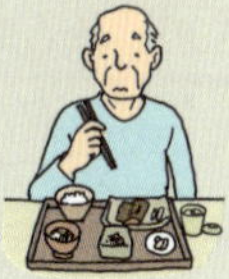

➡こんな病気が考えられます

消化器系疾患（胃炎など）、精神・神経系疾患（うつ病など）、がん、心《しん》筋梗塞《きんこうそく》、結核　など

目や耳に異物が入った

POINT 異物が目や耳に入ると、眼球を傷つけたり、難聴の原因となったりすることもあります。無理に異物を取り除こうとせずに、受診して除去してもらいましょう。

1 ▶ まずここをチェック

1	何が入ったか
2	痛みはあるか

2 ▶ こんなときは…

薬品が目に入ったとき

こすらずに薬品が入ったほうの目を下にして、十分に流水で洗い流す。

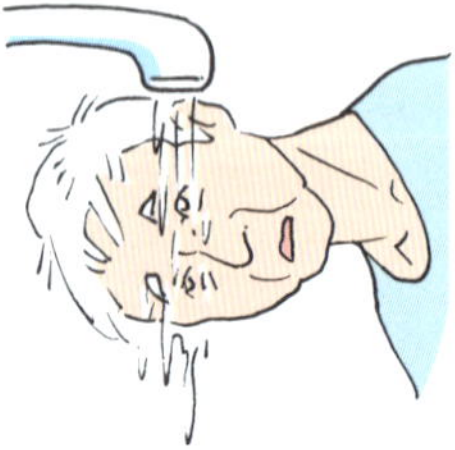

虫が耳に入ったとき

痛がらない程度に耳を引っ張り、懐中電灯の光などをあてると虫が出てくることがある。

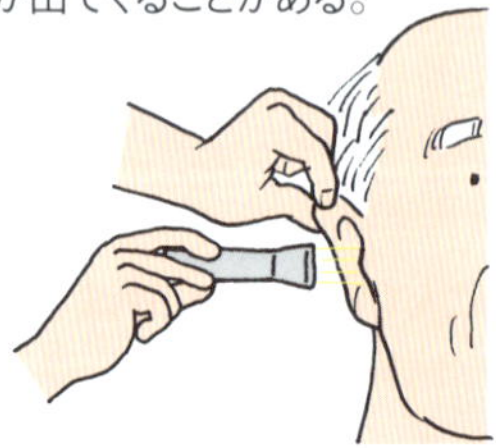

3 ▶ 対応のポイント

目の場合

❶ 涙と一緒に流す

手でこすらず、まばたきをさせて涙と一緒に流すように促す。

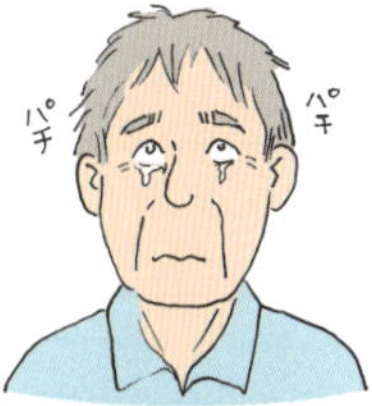

❷ 綿棒などで取り除く

❶で取れなかった場合は、異物の位置を確認し、綿棒やハンカチの角を水でぬらして取り除く。どうしても取れない場合は、無理をせずに眼科を受診する。

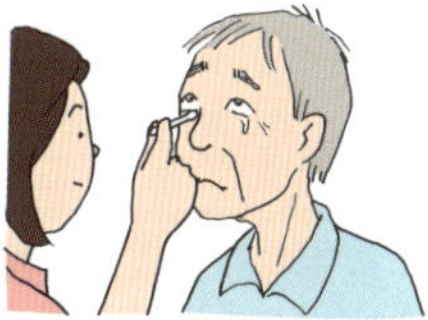

耳の場合

取るのが困難な場合は受診する

耳を引っ張って懐中電灯の光をあてるなどして何が入ったのかを確認する。異物を取り除くのが難しかったり、何が入ったのかわからない場合は、耳鼻科を受診する。

✖ やってはいけない

無理に異物を取り除こうとする、手でこする

無理に異物を取り除こうとすると眼球を傷つけたり、耳の中に異物を押し込んでしまうことがあるので、必ず受診する。

尿が出ない・出にくい

POINT 加齢や病気、薬の副作用などによって、尿が出にくくなることがあります。長期にわたって放置すると重篤な疾患になることもあるので、必ず受診しましょう。

1 ▶まずここをチェック

1	いつから出ていないのか
2	尿意はあるか
3	残尿感や排尿時の痛みはあるか
4	尿の色、においはどうか、混入物はあるか
5	下痢、嘔《おう》吐《と》、腹痛はあるか
6	力を入れないと尿が出ないのか
7	夜寝てからの排尿が多くはないか（3回以上）
8	食事や水分はとれているか
9	発熱などほかの症状はあるか

2 ▶こんなときは…

尿意を感じないとき

排尿筋の低下により膀《ぼう》胱《こう》の収縮が困難になっている可能性がある。3～4時間ごとにトイレ誘導を行い、排尿を促す。

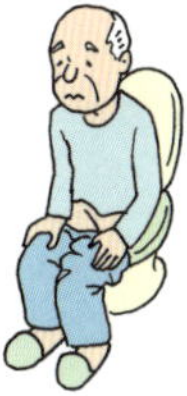

脱水のとき

下痢や嘔吐、発熱などで大量の水分が体から失われるために脱水症状を起こしているときは、水分補給を。改善されない場合は受診する。

3 ▶対応のポイント

❶ 排尿しやすい環境にする

カーテンで隠す、臭気を消す、音楽で音を消すなど、リラックスできる環境を整える。

✖ やってはいけない

むやみに下腹部を刺激しない

刺激することで痛みや出血が増すことがある。

❷ 排尿しやすい体位にする

トイレに座る、立位になるなど可能なら通常の排尿する姿勢に。おむつに排尿する場合は、座った姿勢を取るか、あお向けにして上半身を起こし、ひざの下に枕を入れる。

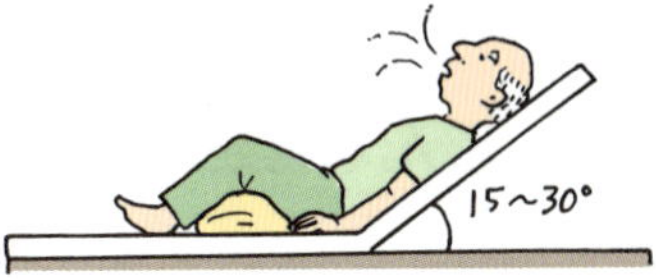

➡こんな病気が考えられます

急性腎《じん》盂《う》腎炎、前立腺肥大、膀胱炎、腎不全、心不全、肝不全など

便が出ない

POINT 高齢者は筋力が低下し、腸の蠕動《ぜんどう》運動が弱く、便秘になりやすくなります。排便のリズムを習慣づける、食物繊維《せんい》の多い食事を規則正しくとるなど予防が必要です。

1 ▶ まずここをチェック

1	いつから便が出ていないか
2	吐き気、嘔吐《おうと》はあるか
3	腹痛はないか
4	排ガス（おなら）はあるか
5	おなかの張りはあるか
6	下痢や便秘のくり返しはあるか
7	歩行障害はあるか

2 ▶ こんなときは…

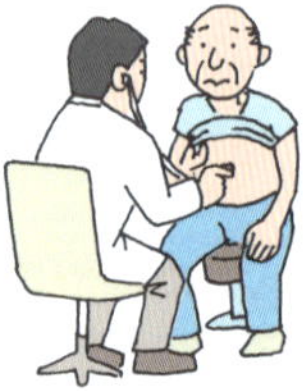

腹痛や腹部の張りがあるとき

吐き気や強い痛みがある場合は、腸閉塞《へいそく》の疑いがあるので受診する。

3 ▶対応のポイント

① 腹部マッサージを行う

楽な姿勢を取らせ、腹部マッサージを行う。へそを中心に腹部全体を時計まわりにゆっくりと軽くさする。

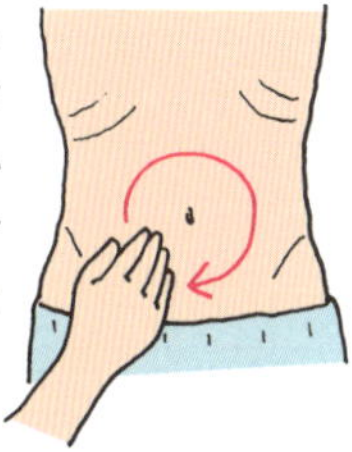

② 水分と食物繊維をとる食事内容にする

こまめに水分補給をし、普段から食物繊維の多い食事を心がける。

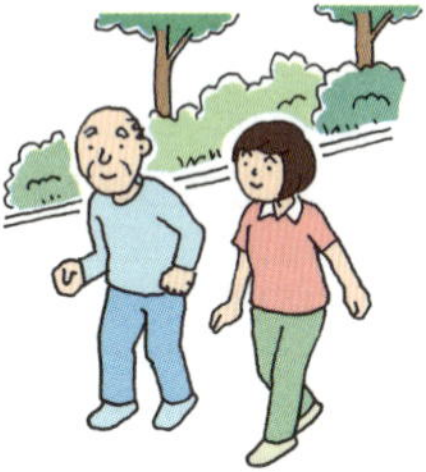

③ 適度な運動を行う

便を押し出す力をつけるために、おなかまわりを動かす運動（散歩など）を習慣的に取り入れる。

✖ やってはいけない

すぐに下剤を使う

便秘を習慣化してしまったり、下痢を起こす危険がある。食事や運動などでなるべく自分で排便できるようにする。

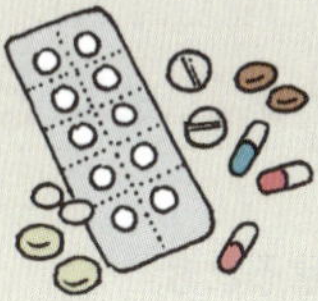

➡こんな病気が考えられます

消化器系疾患（腸閉塞、大腸がんなど）、神経系疾患（頸椎《けいつい》症、脊髄腫瘍《せきずいしゅよう》など）、卵巣腫瘍、パーキンソン病の自律神経症状　など

飲み込みにくい

POINT ものが飲み込みにくくなる嚥下《えんげ》障害が起こると、食事を十分にとることができずに栄養不足になり、全身状態が悪化したり、誤嚥《ごえん》性肺炎のリスクが高まったりします。

1 ▶ まずここをチェック

1	いつからどのように飲み込みにくくなったのか
2	どの部位につかえた感じがするのか
3	ろれつが回らない、まひはあるか
4	食事をするときの姿勢は適切か
5	口腔《こうくう》内に腫《は》れや痛みはあるか
6	のどの腫れや痛みはあるか

2 ▶ こんなときは…

むせるとき

食べ物や飲み物を誤嚥しないよう「咳嗽《がいそう》反射」が起こってむせる。嚥下困難が進むと、むせずに誤嚥することがあるので要注意。

食事の途中から飲み込みが悪くなるとき

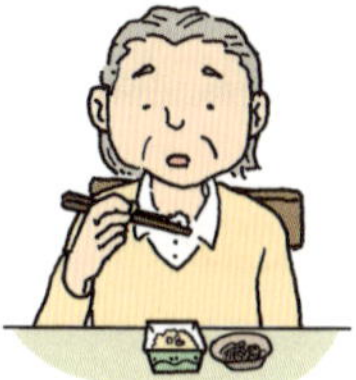

食事疲れで飲み込みが悪くなることも。食事時間を短くして回数を多くしたり、少量でも栄養価の高い食事にするなどの工夫をする。

3 ▶ 対応のポイント

① 口腔内を確認する

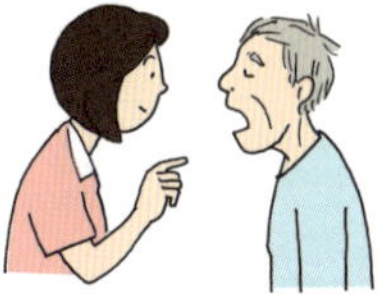

口腔内に食べ物が残っていたら出してもらう。のどや粘膜の腫れがないか、唾液をスムーズに飲みこめるかを確認する。

② まひなどがあるときは受診する

まひやしびれ、脱力があるときは、誤嚥する危険があるので、飲食はさせずに受診する。

✖ やってはいけない

あわてて水を飲ませる

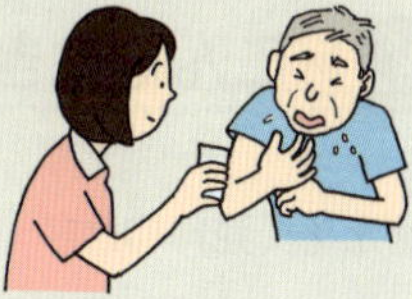

嚥下障害があったり、むせたりしたときにあわてて水を飲ませると誤嚥する危険があるので水は飲ませない。

➡こんな病気が考えられます

嚥下障害、食道がん、咽頭《いんとう》がん、舌がん、ALS、逆流性食道炎、口内炎　など

せきが止まらない

POINT せきは不眠の原因にもなり、体力を大きく奪うのでなるべく早く止める対応をします。とくに呼吸困難や胸の痛みを訴えるときは救急車を呼びます。

1 ▶まずここをチェック

1	呼吸困難はないか
2	胸の痛みはないか
3	ゼーゼー、ヒューヒューなどの喘鳴《ぜんめい》はないか
4	たんのからみや鼻水、のどの痛みはないか
5	発熱はないか
6	せきが強くなるのはいつ、どんなときか

2 ▶こんなときは…

ぜんそく発作のとき

医師の指示に従って、吸入剤を使えるように援助する。長く続くときは受診する。

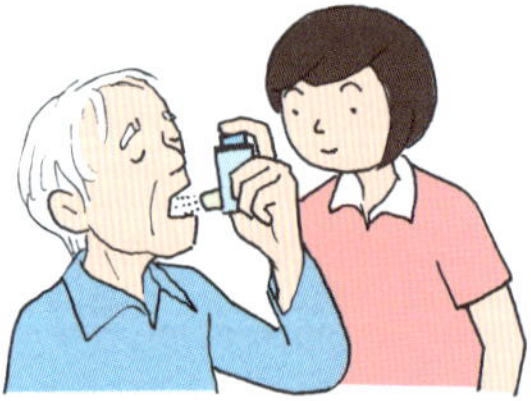

白やピンクの泡のようなたんが出るとき

心不全の疑いがあるのですぐに医師に連絡する。医師の指導のもと、ベッド上部を上げて上半身を起こし、呼吸しやすい体位にする。

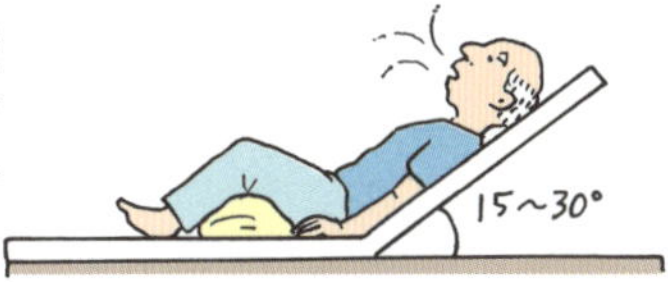

3 ▶ 対応のポイント

❶ 楽な姿勢を取らせる

横向きや少しベッド上部を上げる（15～30°）などして、たんがきれやすい姿勢を取る。

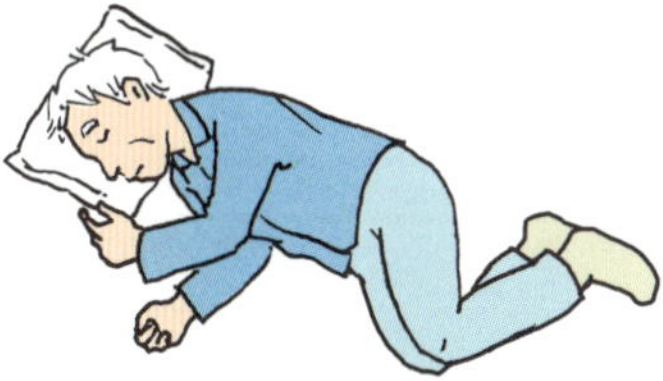

❷ 部屋の湿度を上げる

部屋が乾燥しているとせきが出やすくなるので、加湿器などで調節する。

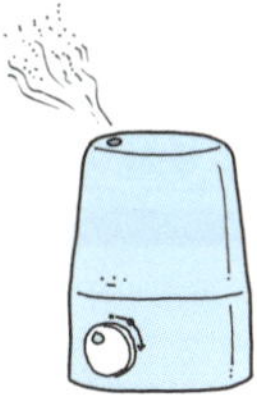

❸ むせなければ水分をとらせる

たんの粘りが強くて出しにくい場合は、水分を十分にとらせる。むせないように、体を起こして少しずつ飲ませる。

➡こんな病気が考えられます

呼吸器系疾患（ぜんそく発作など）、循環器系疾患（心不全など）、感染症（インフルエンザなど）　など

■緊急時のための情報シート

拡大コピーして使いましょう

基本情報

フリガナ 氏名		男・女	M・T・S 年　月　日	年齢	歳
病歴等		既往歴			
常用薬		感染症	無・有（　　　　）		
		アレルギー	無・有（　　　　）		
緊急連絡先	氏名：	TEL：	続柄：		

発見時の状況

発症（受傷）の目撃	した（　月　日　時　分頃　）・しない
普段の状態の最終確認	月　日　時　分頃

発症または発見時の状況
主な訴え・症状

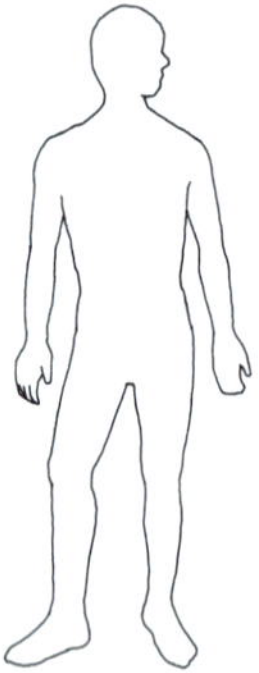

□呼吸困難
□けいれん
□顔面蒼白
□冷や汗
□痛み（頭痛・胸痛・腹痛）
□その他の痛み（　　　　）
□チアノーゼ
□まひ・しびれ・脱力
□うまくしゃべれない
□失禁

体温：　℃
脈拍：　回/分
呼吸：　回/分
血圧：　／　mmHg
意識状態：
無・不良・良好

最後にした飲食：　時　分頃

経過

月日	時間	状態	処置

連絡

□119番　□提携病院　□主治医　□医師・看護師
□家族（すぐ来所・病院へ・連絡つかず）

5章

急変対応の心がまえと知識

介護者は実際に医療行為をするわけではありませんが、高齢者の心身を理解し、バイタルサインの測定のしかたや疾患に対する知識があれば、急変の対応に役立ちます。いざというときのために読んでおいてください。

急変対応の重要性について

急変対応の意味

高齢者が病気やけがで急変した場合、速やかに適切な処置を行うことで命を救える確率が高くなるのはもちろん、症状を軽減させ、その後の経過にもよい影響を与えます。いざというときのために、介護者は日頃から急変対応の知識とできる範囲の技術を身につけておくことが大切です。

まず救命が目的

病気やけがにより、高齢者が意識障害を起こしたり、呼吸停止、心臓停止、多量出血などに陥った場合には、「救命」を目的に手当てを行います。とくに生命にかかわらない場合には、「症状の悪化防止や苦痛の軽減」を目的とした手当てになります。

救命

意識がない、呼吸がないなどの場合は、気道確保や心肺蘇生などの救命処置を行います。

悪化防止

止血ややけどを冷やすなど、医師・看護師に引き継ぐ前に悪化防止の処置を行います。

苦痛軽減

緊急性が低い場合には、回復体位を取るなど高齢者が少しでも楽になる対応をします。

介護者による救命の必要性

救急の要請を受けてから救急車が現場に到着するまでの数分間に介護者がどんな対応をするかが傷病者の命を左右します。介護者の適切で迅速な対応が望まれます。

カーラーの救命曲線

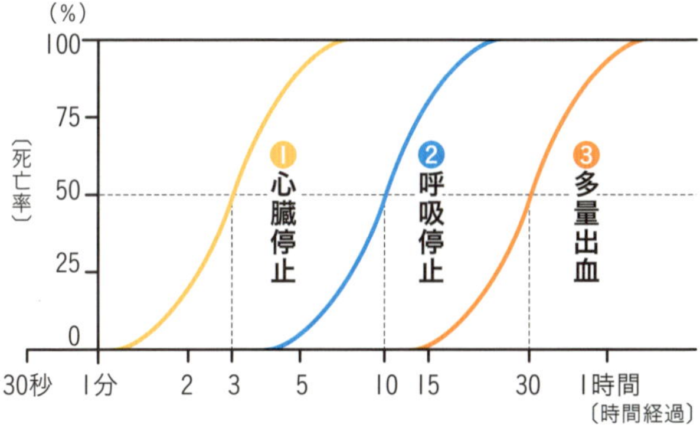

❶心臓停止後約３分で50%死亡
❷呼吸停止後約10分で50%死亡
❸多量出血後約30分で50%死亡

※心臓停止は死に直結するため、胸骨圧迫を優先し、人工呼吸は行わないことがある。AEDがあれば、必ず使用する

高齢者の体とは

老化とは

老化とは誰にでも起こる体と心の変化で、以下のようなものがゆっくりと進行していきます。

老化に伴う体と心の変化

	体の変化	心の変化
外観	皮膚のしわ、白髪・薄毛、歯の衰え、前かがみの姿勢	・不安にとらわれやすい ・疎外感を抱きやすい ・無気力になりやすい ・記憶力が低下する ・がんこになりやすい
感覚	視力の衰え、耳が遠くなる、触覚・痛覚・味覚が鈍る	
運動機能	筋力低下、骨がもろくなる、転倒しやすくなる、動作が緩慢になる、瞬発力や持続力の低下、反射神経の機能低下	
内臓機能	感染しやすくなる、頻尿《ひんにょう》、尿もれ、便秘が起こりやすくなる、消化吸収力の低下、動《どう》脈硬《みゃくこう》化《か》が進む	
他	適応力と回復力の低下	

高齢者の病気の特徴

疾患の同時併発が多い	体の水分や電解質バランスに異常が出やすい
慢性化しやすい	妄想や幻覚などの精神症状が起こりやすい
症状や進行が若年者と異なる	薬剤の副作用が出やすい
自覚症状に乏しく、症状が非定型的	経過や予後が社会的要因に影響されやすい
検査成績に個人差がある	

バイタルサインで異常をみる

バイタルサインとは

生命徴候ともいい、体の状態を判断する指標のことです。体温、脈拍、呼吸、血圧の生命の四徴候に加えて、救急医学では、意識レベルも入ります。最近では尿量もバイタルサインに入れることがあります。

バイタルサインの役割

バイタルサインを正確に測定し、異常を示していたら、必要な対応をします。数値だけにこだわらず、声の調子、顔の表情、反応、皮膚の冷たさ、温かさなど、全体を観察することを忘れないようにしましょう。

測定器具の取り扱い

体温計や血圧計などの医療用器具は精密な測定機器です。測定中の取り扱いはもちろん、保管方法や定期的な点検を行い、常に正確に測定できる状態にしておきましょう。

測定器具の点検項目
破損はないか
電池が切れていないか
数値が正しく表示されているか
清潔は保たれているか

体温の測り方

体温でみる異常

体温を測ることで感染症などの病気の徴候が発見できます。ヒトは、ウイルスや細菌などの病原体が体内に侵入し、これに対して免疫反応を起こした白血球などから産生される化学物質（発熱物質を放出）が体温中枢に働いたときに発熱します。

体温の基準値	
低体温	35度台または35度以下
正常	35.5～37.5度
微熱	37～37.9度
中程度の発熱	38～38.9度
高熱	39度以上

体温は日内変動し、朝は低く、夕方は高くなり、0.6度ほどの差がある。高齢者は低い数値になりやすく、基礎体温も低いので37度でも発熱とされることもある

測定方法

腋窩《えきか》温測定

1. 汗をかいていたら、ふきとってから測定する。
2. 腋窩に体温計を30～45°の角度で挿入する。
3. わきをしめ、体温計を押さえる。
4. 水銀体温計は10分以上測定する。電子体温計は器具の取り扱い説明書に従う。

5. 側《そく》臥《が》位《い》で測定する場合は上になったほうで測定する。

体温計による腋窩温測定

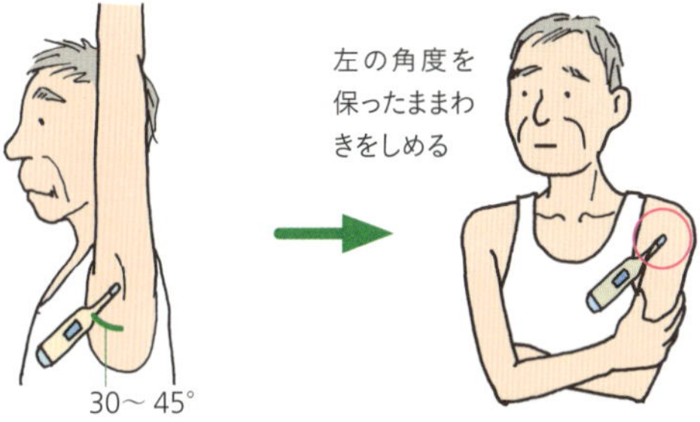

鼓膜温測定

体温に相応する赤外線を検知することで、耳の中の鼓膜およびその周辺の温度を測定します。

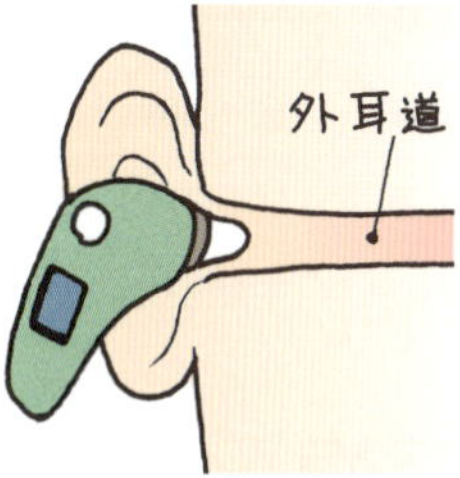

外耳道の走行に沿って先端を挿入する。外耳道壁に先端が向いていると正しく測定できない

注意点

腋窩温測定の場合、意識がない人、腋窩に隙間ができる人は、介護者が体温計を押さえてずれないようにします。まひがある場合は健側で、側臥位で測定する場合は、上側になったほうで測定します。

脈拍の測り方

脈拍でみる異常

心臓の状態や血液が正常に流れているかを確認します。安静時の正常値は1分間に60〜80回。規則正しいリズムを刻みます。100回以上を頻脈《ひんみゃく》、50回以下を徐脈《じょみゃく》といい、この場合は医師・看護師に報告して対応を相談します。

脈拍数の異常（1分）	
頻脈	100回／分を超える
正常	60〜80回／分
徐脈	50回以下／分
不整脈	不規則に脈を打つ

電子血圧計に現れる脈拍数では脈の異常を発見できない。必ず橈骨動脈《とうこつどうみゃく》や総頸動脈《そうけいどうみゃく》に触れて観察する

測定方法

1. 人さし指、中指、薬指の3本を橈骨動脈に軽く押し当てて親指で裏側から支えて測定します。
2. あてた指で軽く圧して1分間の脈拍を数え、リズムと強さを観察します。

注意点

脈拍は活動しているときや、興奮、発熱、高温環境、薬などによって増加するので、必ず安静時に測ります。介護者は自分の手を温めてから測りましょう。

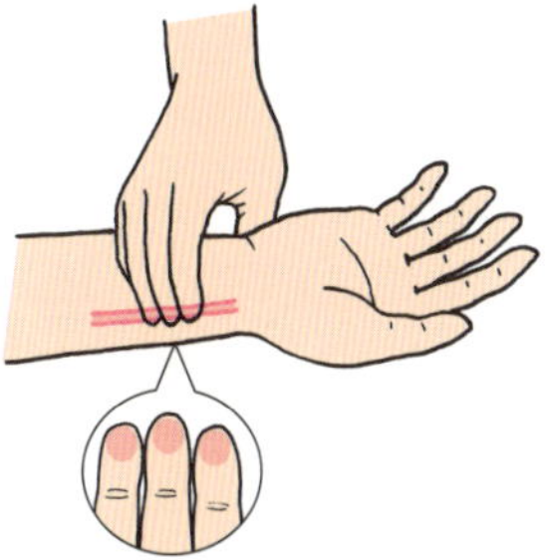

橈骨動脈での測定

脈拍を測るときは、人さし指、中指、薬指の3本の指で測定する。敏感な指のはらの先端を、高齢者の右手首（親指の下あたり）にあてる。強くは押さないで、触れる程度に。必ず左右両方を確認する。

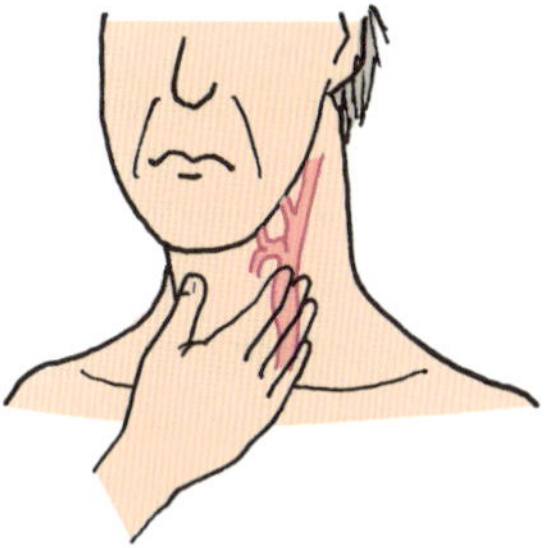

総頸動脈での測定

手首の脈が弱い場合は、総頸動脈で測る。輪状軟骨《りんじょうなんこつ》（ものを飲み込むと上下に動くところ）の外側あたりに、3本の指のはらの先端で下からそっと触れる。総頸動脈を強く押すと、めまいや血圧上昇になることもあるので要注意。

ちょっとアドバイス

脈拍の測定は、介護職が行うことのできる「医療行為でない行為」とされていないため、普段は自動血圧計で血圧を測定したときに表示される脈拍を記録する。しかし、急変時に優先されるのは、脈拍と呼吸の異常である。そのときに対応できるように、介護者は脈拍を測定できるようにしておくことが望まれる。

呼吸の測り方

呼吸でみる異常

呼吸は、脳幹にある呼吸中枢によってコントロールされており、脳幹が外傷や病気などにより障害や刺激を受けると、呼吸の回数やリズムに異常が現れます。正常な呼吸数は、成人の場合は1分間で16～20回です。

頻呼吸	25回／分以上	発熱、肺炎など
徐呼吸	12回／分以下	頭《ず》蓋《がい》内《ない》圧《あつ》亢進《こうしん》など
過呼吸	呼吸数、深さが増す	パニック症候群など
無呼吸	一時的に呼吸が停止する	睡眠時無呼吸症候群など
喘鳴《ぜんめい》	ゼーゼー、ヒューヒューという呼吸音	ぜんそく、上気道感染症

呼吸困難を起こす病気はさまざまで、代表的なものはぜんそく、心不全、呼吸不全、肺炎、脳疾患、慢性閉塞性肺疾患《まんせいへいそくせいはいしっかん》（COPD）、肺がん、気《き》胸《きょう》など

測定方法

呼吸数は意識的に変えることができるため、本人に気づかれないように1分間の呼吸の数を数えます。呼吸数の測定は「医療行為ではない行為」とされていないので、介護者は呼吸音や姿勢、顔色、唇の色などを生活行為と関連づけて全身の観察を行います。

パルスオキシメーター

手指先や足指先、耳たぶにはさんで動脈血中の酸素飽和度を測定する機械。正常値は96～99%で、90%未満になると呼吸不全状態にあると判断され、早急に対応が必要となる。

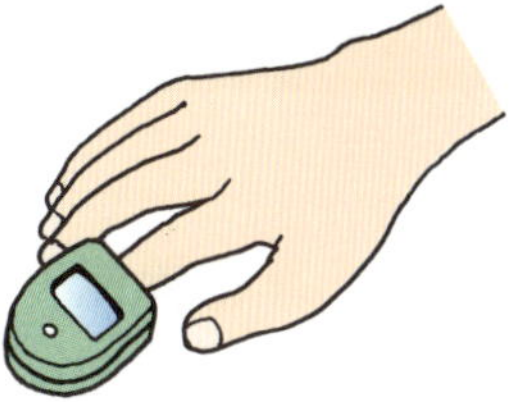

注意点

パルスオキシメーターは安静時に測定します。末梢《まっしょう》を温め、濃いマニキュアは必ず落としてから測定します。普段の数値より3～4%低いときは、測定方法が正しいか、酸素吸入をしている場合は正しく供給されているかを確認したうえで再度測定します。回復がみられないときは医師に報告し、指示をあおぎます。

ちょっとアドバイス

呼吸音の観察項目

呼吸状態が気になるとき、以下をチェックして医師・看護師に伝えましょう。

- □どんなときに音がするのか（息を吐くとき、息を吸うとき　など）
- □どの時間帯に音がするのか（昼間か就寝直後、朝方　など）
- □食事や入浴、活動など労作との関連はあるか
- □どこからどんな音がするか
  - ・鼻の奥：ズルズル、スピスピ
  - ・のど：ゴロゴロ
  - ・気管分岐部：ヒューヒュー、ゼロゼロ
  - ・肺野部：パリパリ（髪の毛をすり合わせたような音）
- □どんな姿勢を取りたがるか（どちらか片方ばかり向く、寝ていられずに起き上がる、起き上がれない　など）
- □呼吸のしかたはどうか（口を開けて口呼吸をしている、肩を揺らしている、口をすぼめて息を吐いている　など）

血圧の測り方

血圧でみる異常

収縮期（最高）血圧が60mmHg以下であると生命に危険な状態であるショック状態であり、230mmHg 以上の場合は、脳内出血の危険があります。また、高齢になると、拡張期（最低）血圧は低くなる傾向があります。

血圧値の分類

分類	収縮期血圧（mmHg）		拡張期血圧（mmHg）
至適血圧	＜120	かつ	＜80
正常血圧	＜130	かつ	＜85
正常高値血圧	130～139	または	85～89
Ⅰ度高血圧	140～159	または	90～99
Ⅱ度高血圧	160～179	または	100～109
Ⅲ度高血圧	≧180	または	≧110
（孤立性）収縮期高血圧	≧140	かつ	＜90

日本高血圧学会「高血圧治療ガイドライン」より

血圧が上下する要因	
季節	暖かいと下がる、寒いと上昇する。
気温	外気温が高いと末梢《まっしょう》血管が拡張して血圧は低くなり、外気温が低いと上昇する。
体温	寒気《さむけ》やふるえがあるときは、血管が収縮し、血圧は上昇する。発熱時は低下する。

入浴	服を脱ぐと寒さで血圧が上昇する。湯舟に入った瞬間は交感神経が刺激されてさらに上昇。しばらくお湯につかっていると血管が拡張して血圧が下がり、湯舟から出ると冷えるため再び上昇する。
興奮	交感神経が刺激されて上昇する。

測定方法

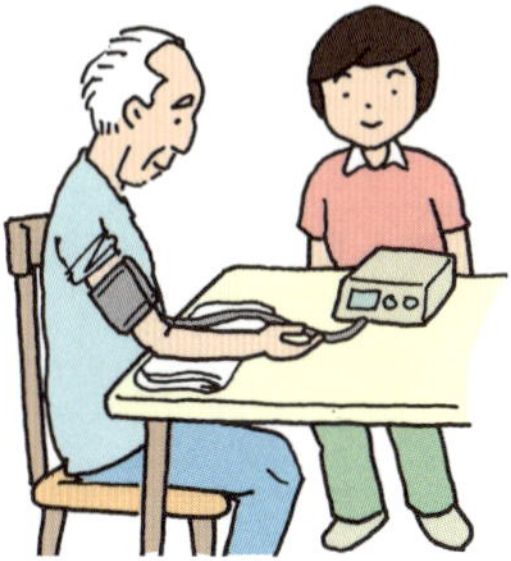

1. 背筋を伸ばしていすに座る
2. マンシェットを巻く位置は肘関節より2～3cm上にする
3. マンシェットを巻いた腕は心臓と同じ高さに水平に保つ
4. 腕や腹に力を入れないようにリラックスして測定する

注意点

心臓より高い位置で測定すると低い値、低い位置で測定すると高い値が出てしまいます。血圧は日内変動があるほか食事や運動、興奮などの影響を受けるので、1日2回は測定しましょう。

*家庭血圧測定条件設定の指針による血圧の測定条件

朝：起床後1時間以内、排尿後、朝食前、服薬前に座位で1～2分間安静後に測定する

夜：就寝前、座位で1～2分間安静後に測定する

ちょっとアドバイス

おなかに力を入れたり、ウエストのきついズボンやスカート、ガードルなどをはいていると、高く測定されるので、ゆったりとした服装でリラックスして測定する。

高齢者に起こりやすい疾患

脳血管障害

血管が詰まって起こる脳梗塞と、血管が破れて起こる脳内出血、くも膜下出血が主な疾患です。後遺症により寝たきりになる原因としてもっとも多い疾患です。

脳梗塞《のうこうそく》 ▶ 血管が詰まって脳細胞が損傷《そんしょう》を受ける

脳の動脈が詰まって血流が妨げられ、脳細胞が大きな損傷を受ける病気です。脳梗塞は、動脈硬化《どうみゃくこうか》によって脳動脈の内腔《ないくう》にできた血栓が血管を閉塞《へいそく》させる「脳血栓」と、心臓など脳以外の部位に発生した血栓が脳に運ばれて脳動脈を閉塞させる「脳塞栓《そくせん》」に分けられます。

主な原因は、高血圧、糖尿病、動脈硬化、心臓弁膜症などです。後遺症として身体まひ、感覚まひ、言語障害、視覚障害、記憶障害、情緒障害などがあり、認知症を伴う場合もあります。

脳内出血《のうないしゅっけつ》 ▶ 脳の血管が破れて脳内に出血する

脳の血管が破れて大脳、小脳、脳幹に出血した状態をいい、意識障害、運動まひ、感覚障害などの症状が現れます。

危険因子は脳梗塞と同じですが、最も重要なのは高血圧です。また、脳梗塞と同様の後遺症が残ります。

くも膜《まく》下《か》出血《しゅっけつ》 ▶ 突然強い頭痛が起こる

脳にできた動脈のこぶが破裂する脳動脈瘤《のうどうみゃくりゅう》破裂《はれつ》などが原因で、脳のくも膜の内側に出血します。

今まで経験したことがないほど強い頭痛が、頭全体や前頭部、後頭部などに起こり、同時に吐き気、嘔吐《おうと》、首の後ろの凝りなどが起こります。出血の量が多いときには、すぐに意識がなくなります。

覚えておきたい

脳梗塞などの虚血性《きょけつせい》脳血管障害は発症から4.5時間以内であれば、t-PA（アルテプラーゼ）静脈注射による血栓溶解療法が受けられる。後遺症をできる限り残さないためにも、一刻も早い受診が必要である。

重症度を見分ける目安となるのが「FAST」。

F（Face）＝顔のゆがみ、まぶたの下垂、口角の下垂。A（Arms）＝腕のまひ、脱力、しびれ。S（Speech）＝ろれつが回らない、言葉が出ない。T（Time）＝発症時刻。F、A、Sの症状がひとつでも出たら、様子をみずに、救急車を呼ぶ。

本人だけでなく、介護者・家族など周囲にいる人が気づいたら、一刻も早く受診するようすすめる。

高齢者に起こりやすい疾患

神経系疾患

歩行困難、振戦《しんせん》、疼痛《とうつう》、しびれなどの運動障害や感覚障害を伴います。神経系疾患のなかには進行性で難治性のものもあります。

パーキンソン病、パーキンソン症候群 ▶ 手足のふるえ、歩行困難などの症状が出る

神経伝達物質であるドーパミンという物質が減ることによって起こる病気です。主な症状は、何もしていないときに手足がふるえる安静時振戦で、筋固縮《きんこしゅく》（筋肉がこわばる）、動作緩慢と合わせて三大徴候と呼ばれます。

ほかに姿勢を保つことが困難になる、歩幅が狭い、転びやすい、方向転換がうまくいかない、はじめの一歩がなかなか出ない、うつ傾向が強くなる、嚥下《えんげ》障害、自律神経症状（便秘、立ちくらみ）などさまざまな症状が出ます。

てんかん ▶ 突然意識を失う、けいれんを起こす

何らかの拍子で脳の神経細胞の電気信号の調和が乱れてしまい、意識を失ったり、体を大きくガクンガクンさせるけいれんが起きたり、急に動きが止まったりする症状が起こります。このような発作をくり返し起こすことを「てんかん」といいます。

多くは適切な治療で発作のコントロールが可能ですが、薬ではコ

ントロールできない難治性のものもあります。発作で転倒して、頭部打撲などをすることがあるので注意が必要です。

筋《きん》萎《い》縮《しゅく》性《せい》側《そく》索《さく》硬《こう》化《か》症《しょう》（ALS）▶全身の筋肉が徐々に萎縮する難病

体を動かすための神経系（運動ニューロン）の神経細胞や、神経細胞から出る神経線維が徐々に壊れ、神経の命令が伝わらなくなる病気です。筋肉がだんだん縮み、力がなくなり、運動機能の低下、嚥下障害、呼吸困難が起きます。

ALSは進行性の病気で、次第に四肢のまひや呼吸まひが起こり、寝たきりになります。現在は有効な治療法がほとんどないために、予後不良の疾患といわれます。

覚えておきたい

パーキンソン病やALSなどは、難治性疾患として医療費の自己負担の軽減措置や医療保険による訪問看護の利用ができる等の国による対策が取られている。これは、病気の経過が長期にわたり、単に経済的な問題のみならず、介護のための家族の身体的・精神的負担が大きいためである。医療費の自己負担軽減対策の対象になる「特定疾患治療研究事業対象疾患」は56疾患あり、介護保険の第２号被保険者の介護保険申請可能な対象疾患である「特定疾病」とは異なる。

高齢者に起こりやすい疾患

循環器系疾患

高齢になると症状がはっきりしなかったり、胸痛以外の症状を訴えたりすることがあります。急に状態が変化したときは、まず心臓の病気を疑って迅速に対応しましょう。

心筋梗塞《しんきんこうそく》 ▶ 激しい胸の痛みが起こる

心筋梗塞は冠動脈の閉塞《へいそく》によって心筋が壊死《えし》に陥った状態で、主な原因は動脈硬化《どうみゃくこうか》、糖尿病、脂質異常症（高脂血症）などです。発作が起こったときは、胸の中央からみぞおちにかけてしめつけられるような激しい胸の痛みが起こります。

高齢者の場合は無症状のことも少なくないので、数日前からなんとなく胸が痛い、胸の不快感など前触れがあったら注意が必要です。

狭心症《きょうしんしょう》 ▶ 心筋への血流が不足して起こる

冠動脈の動脈硬化やけいれんによって心筋への血流が不十分となって起こる病気です。発作時は胸の中央からみぞおちにかけてしめつけられるような痛みが15分程度続きます。

主な原因は、動脈硬化、糖尿病、脂質異常症（高脂血症）です。狭心症《きょうしんしょう》の発作は、労作時に出るタイプと安静時に出るタイプがあります。どんなときに発作が起きるのかよく観察することが重要です。発作が出たら、すぐにニトログリセリンを使用します。

高血圧症《こうけつあつしょう》 ▶ 何らかの原因で血圧が上昇する

何らかの原因で血圧が異常に上昇している状態です。高血圧の状態が長く続くと、動脈硬化が進行し、脳血管障害や循環器系疾患など全身にさまざまな病気が起こる危険が高くなります。

心不全《しんふぜん》 ▶ 心臓の機能が低下してさまざまな症状が出る

心臓の機能が低下し、動悸《どうき》や息切れ、疲れやすい、むくみ、せきやたんが増える、尿の量が減るなどの症状が起こります。高齢者の場合は程度に差はあっても多くの人に起こっているといってもいいでしょう。

不整脈《ふせいみゃく》 ▶ 治療の必要がない場合もある

心臓の拍動のリズムが一定でない状態です。多くは問題ありませんが、心筋梗塞や心筋症などが原因の場合は治療の対象となります。

覚えておきたい

急に胸が苦しくなったり痛くなったりすると、「このまま心臓が止まったらどうしよう、死んでしまうかも」との不安が強くなる。恐怖や不安は呼吸や脈拍を早くし、ますます状態を悪化しかねない。すぐそばで手を握り、背中をさすりながら「大丈夫ですよ」と声をかけ、ゆっくりと深い呼吸を促して、不安の除去に努める。

高齢者に起こりやすい疾患

呼吸器系疾患

高齢者では肺機能の低下がよくみられます。呼吸の様子の変化に注意し、早期発見・治療を心がけましょう。

慢性閉塞性肺疾患《まんせいへいそくせいはいしっかん》（COPD） ▶ 主に喫煙により起こる

肺気腫と慢性気管支炎の総称で、肺の生活習慣病ともいわれています。主な原因は喫煙で、肺の構造が壊れて息を吐くことが困難になります。睡眠時に無呼吸が起こることも。重症化すると日常的に酸素吸入が必要になります。

● 肺気腫《はいきしゅ》

酸素と炭酸ガスの交換を行っている肺胞と呼吸細気管支が拡張し、破壊されます。肺気腫になると、息を吸うときは問題ないのに、吐くときに空気が出にくくなります。重症化すると日常的に酸素吸入が必要になります。

● 慢性気管支炎《まんせいきかんしえん》

せきとたんが長く続く状態です。進行すると呼吸困難を伴います。長期の喫煙が最大の原因と考えられています。

気管支《きかんし》ぜんそく ▶ 息苦しくなり、喘鳴《ぜんめい》が聞かれる

アレルギーなどで気管支に炎症が起こり、何かの刺激で腫《は》れたりたんが出たりして、呼吸が苦しくなる慢性的な病気です。急に息苦しくなり、発作時には横になることができず、ゼーゼー、ヒューヒューといった音（喘鳴）が出ます。

過換気症候群《かかんきしょうこうぐん》 ▶ 呼吸が浅く速くなり、苦しくなる

不安やパニック、怒りなどの心理的な要素が原因となって、呼吸が浅く速くなります。呼吸の回数が増えると過換気状態（呼吸のし過ぎ）になり、血液中の炭酸ガス濃度が低下して、手足のけいれんやめまいなどの症状が出ます。ゆっくりと大きな呼吸ができるよう、落ち着かせます。

覚えておきたい

呼吸器系疾患がある人は、風邪を引くと症状が一気に悪化することがある。そのため、普段から体力をつけ、免疫力を高めて風邪の予防に十分留意する。

〈風邪の予防対策〉

1. うがいや口腔《こうくう》ケア
2. 手洗い、洗顔
3. 着替え、入浴
4. 整理整頓、掃除、換気
5. 十分な栄養と休息
6. 適度な運動

高齢者に起こりやすい疾患

消化器系疾患

軽症であればとくに心配いりませんが、なかには大きな病気であることも。消化器には薬の副作用による症状が出やすいので注意深く観察しましょう。

胃潰瘍《いかいよう》 ▶ 胃がただれて痛みが出る

ストレスが原因で起こることが多く、胃液中の「塩酸」や「ペプシン」により胃を保護している粘膜がただれる病気です。胃潰瘍になると、みぞおちあたりの痛み、吐き気、嘔吐《おうと》、食欲不振、体重減少、吐血《とけつ》、下血、背中の痛み、口臭、胸やけなどの症状が出ます。薬物治療で改善しますが、手術をする場合もあります。

逆流性食道炎《ぎゃくりゅうせいしょくどうえん》 ▶ 胃液などが食道に逆流する

食道括約筋の筋力低下により、胃液や胃で消化される途中の食物が食道に逆流し、そこにとどまるために食道が炎症を起こす病気です。胸やけや胸の痛み、飲み込むときにつかえる感じがするなどの症状があります。ほとんどの場合、薬物治療により改善します。

肝炎《かんえん》・肝硬変《かんこうへん》 ▶ ウイルスに感染して肝機能が低下する

何らかの原因で肝臓に炎症が起こります。肝細胞が壊れて肝機能が低下し、発熱、食欲不振、全身倦怠《けんたい》感、黄疸《おうだん》などの症状が出ます。日本ではウイルス性による肝炎がほとんどで、感染したウイルスの種類によってA型、B型、C型などに分類されます。

A型は経口感染で、集団感染のリスクがあり、B、C型は血液感染で、慢性化し、長い年月をかけ肝硬変、肝がんに移行することがあります。C型の慢性化率は80%にのぼるといわれます。

胆石《たんせき》・胆管結石《たんかんけっせき》 ▶ 痛みがなく、無症状のことも

胆嚢《たんのう》や胆管内に結石ができた状態。鋭い痛みが出ることもあれば、無症状のこともあります。高齢者の場合、炎症が進んで胆嚢穿孔《せんこう》や胆道炎を起こすこともあります。

覚えておきたい

胃潰瘍を起こす原因のひとつであるヘリコバクター・ピロリ菌が、長期にわたって胃の粘膜に炎症を起こすと、萎縮性《いしゅくせい》胃炎となり、やがて胃がんに進行するといわれ、近年注目されている。ピロリ菌は酵素《こうそ》を出して胃液や胃の中の尿素を分解し、アンモニアを作り出して胃壁の酸性を中和して生き残っている。
胃がんの罹患《りかん》率を低下させるためには、専門の医療機関で定期的な胃カメラでの検査を行うほか、ピロリ菌の除菌が必要となる。

高齢者に起こりやすい疾患

内分泌・代謝疾患

ホルモンを作る内分泌臓器やホルモンが作用する対象臓器の障害によって、ホルモン作用の異常が起こる病気です。さまざまな症状が出ます。

糖尿病《とうにょうびょう》 ▶ 血液中の血糖値が上がる

インスリンには、食後に血糖値が上がらないように調節したり、血液中のブドウ糖を体の細胞に送り込んでエネルギーに変えたり、脂肪やグリコーゲンに変えてエネルギーとして蓄えておく働きがあります。

糖尿病はこのブドウ糖が血液の中にあふれている状態。Ⅰ型（インスリン欠乏型）とⅡ型（生活習慣病型）があり、Ⅱ型が90%以上を占めます。病気が進むと、のどが渇く、多飲多尿などの自覚症状があります。さらに合併症として、糖尿病性腎症（腎不全を起こし、血液透析《とうせき》が必要）、糖尿病性網膜症（中途失明）、糖尿病性末梢《まっしょう》神経障害（感覚鈍麻、壊死《えし》）などが起こることがあり、全身の臓器の機能を低下させてしまいます。

甲状腺《こうじょうせん》機《き》能障害《のうしょうがい》 ▶ 機能亢進と機能低下の2つがある

物質の代謝を促進する甲状腺ホルモンを分泌する機能に障害が起こります。機能亢進《こうしん》と機能低下の2つがあり、亢進状態になると、体重減少、疲れやすい、動悸《どうき》や発汗が起こる、イライラする、指先がふるえるなどの症状が出ます。一方、機能低下が起こると、元気がない、疲れやすい、体重増加、脱力感、脱毛、筋力低下などの症状が出ます。軽症のうちは症状が現れないことも多く、血液検査で見つかることもあります。

覚えておきたい

糖尿病で緊急性が高い症状は、薬を飲んだのに食事がとれない、インスリンを間違えて多く注射してしまったなどのときに起こる低血糖。ひどくなると意識を失う低血糖性昏睡《こんすい》になる。血糖値そのものがさほど下がっていなくても、普段の血糖値が高いと落差により症状が強く出る。疑わしい症状がみられたときは、早めにブドウ糖などをとるよう対応する。

〈低血糖症状の目安「ひどい手と腹」と覚えよう〉

ひ	冷や汗：血圧がスーッと下がるような感じ、顔から血の気が引くような感じ
ど	動悸（胸痛を伴わない）：胸がドキドキする感じ、脈が速くなるような感じ
い	イライラ感：落ち着かない感じ、集中力の低下、焦燥《しょうそう》感、不安感、怒りっぽい、機嫌が悪い、気分の不快感、徘徊《はいかい》、場合によっては暴言・暴力
手	手のふるえ
腹	強い空腹感：上腹部のモヤモヤ感、腹部不快感

高齢者に起こりやすい疾患

感染症

細菌やウイルスによる感染症は、普段からの予防が重要です。高齢者が感染すると重症化しやすいので、早期に治療を行います。感染拡大を防ぐことも重要です。

感染性《かんせんせい》胃《い》腸炎《ちょうえん》 ▶ 菌やウイルスに感染して下痢などを起こす

感染性胃腸炎には細菌性とウイルス性があります。細菌性胃腸炎は腸炎ビブリオ菌、サルモネラ菌、病原性大腸菌、カンピロバクター、黄色ブドウ球菌、ボツリヌス菌などが原因で起こります。一方のウイルス性胃腸炎は、ノロウイルス、ロタウイルスなどが原因で、それぞれ経口感染し、吐き気、嘔吐《おうと》、腹痛、下痢、発熱などの症状が出ます。

感染性胃腸炎が疑われたら、便や汚物の処理に十分注意し、ドアノブや便座、トイレの床、水道の蛇口、手すり、ベッドの周辺などを消毒するなどして感染の拡大を防ぎます。根本的な治療法はなく、脱水症に注意しながら、それぞれの症状を軽減するための対症療法を行います。

インフルエンザ ▶ 高熱、関節痛など激しい全身症状が出る

インフルエンザウイルスによって起こる流行性疾患です。突然の高熱、頭痛、腰痛、筋肉痛、関節痛、全身倦怠《けんたい》感などの全身症状が

強く出ます。高齢者は重症化しやすく、早期に抗インフルエンザ薬による治療を行わないと、気管支炎や肺炎、インフルエンザ脳症などを引き起こし、最悪の場合、死に至ることもあります。感染力が非常に強いので、流行前に介護者、高齢者ともにワクチンを接種する、流行中はマスクの着用、手洗い、うがいの徹底など、予防をしっかりすることが重要です。

尿路感染症《にょうろかんせんしょう》 ▶ 膀胱《ぼうこう》炎に代表される尿路に起こる病気

腎盂《じんう》炎や膀胱炎など、尿路に起こる感染症を尿路感染症と呼びます。とくに大腸菌の感染が原因となる膀胱炎は高齢者に多い病気です。腎盂炎は高熱や腰痛を伴いますが、膀胱炎は高熱が出ることはなく、排尿時の痛みや残尿感が特徴です。

覚えておきたい

ヒゼンダニの接触感染によって起こる皮膚病・疥《かい》癬《せん》も、感染症のひとつ。指の間、わきの下、下腹部、陰部などに赤い小さな発疹が出て激しいかゆみを伴う。ノルウェー疥癬も同じヒゼンダニが原因だが、虫体の数が非常に多いため感染力が強く、集団感染を起こすこともある。
感染予防のためには体や衣類だけでなく、居室や共有スペース、医療器具などをいつも清潔に保つことが大切。

高齢者に起こりやすい疾患

骨・関節系疾患

変形した骨が神経を圧迫して痛みを起こす場合や、自己免疫の異常による疾患などがあります。適切な治療で進行を遅らせることができます。

関節《かんせつ》リウマチ ▶ 関節に痛みやこわばりが出る

自己免疫の異常により、関節の腫《は》れや痛みを生じ、それが続くと関節が破壊されたり、変形したりする慢性的な疾患です。中高年の女性に多いのが特徴で、主に関節の内側にある滑膜《かつまく》に炎症を起こし、腫れや痛み、こわばりなどの症状が出ます。ほかにも全身のだるさ、食欲不振、貧血、手足のしびれなどが起こることがあります。薬物療法が中心になりますが、高齢者は薬の副作用で胃腸障害を起こしやすいので注意が必要です。普段の生活のなかで、関節に負担をかけないよう工夫することが大切。うつむいての読書などは、頸椎《けいつい》への負担が大きく、頸髄《けいずい》を痛める危険があります。

変形性膝関節症《へんけいせいしつかんせつしょう》、変形性脊椎症《へんけいせいせきついしょう》 ▶ ひざや脊椎が変形する

とくに高齢の女性に多いのが変形性膝関節症、男性に多いのが変形性脊椎症です。変形性膝関節症は、老化や肥満などの要因が複雑に絡み合う一次性のものと、骨折などのけがや病気による二次性のものがあり、左右どちらかのひざに起こります。ひざの関節の軟骨

がすり減り、筋力低下から関節に炎症が起きたり、変形して痛みが起こります。変形性脊椎症は、加齢や運動不足が原因で、手足のしびれ、排尿の異常、一過性のめまいなどの症状が起こります。

骨粗《こつそ》しょう症《しょう》 ▶ 骨がもろくなり骨折しやすくなる

加齢とともに骨からカルシウムが減り、骨がもろくなる病気です。とくに閉経後の女性に多く、骨折の原因となることも少なくありません。骨粗しょう症が進んでも自覚症状がないために、骨折して初めてわかることがあります。骨折部位は背骨が多く、背中や腰の痛み、背中が曲がってくるなどの症状が出てきます。とくに気をつけたいのが大《だい》腿骨頸《たいこつけい》部《ぶ》骨折で、寝たきりになるおそれがあります。

覚えておきたい

寝たきりや要介護となる原因となるロコモティブシンドローム（ロコモ）とは、主に加齢による運動器の障害のために移動能力の低下をきたし、要介護リスクが高まった状態になること。変形性関節症や骨粗しょう症に伴う易《い》骨折性、関節リウマチなどの筋骨格運動器系の疾患、加齢による身体機能の低下が原因で起こる。40代から症状が出始めるといわれている。ロコモの予防・改善に重要なのが、下肢筋力とバランス能力。なるべく早期から運動習慣を身に着け、運動器の機能低下を防ぎたい。

高齢者に起こりやすい疾患

泌尿器系疾患

腎臓から尿道までの一連の臓器に起こる病気です。むくみやだるさなどの全身症状のほか、尿量や排尿のリズムの変化に注意が必要です。

腎不全《じんふぜん》 ▶ 慢性と急性があり、原因が異なる

腎臓機能が低下した状態で、慢性腎不全と急性腎不全があります。慢性腎不全の場合、多くは慢性腎炎や糖尿病性腎症が原因となって引き起こされ、高血圧や呼吸困難、心不全、むくみ、貧血などの症状が現れます。タンパク質と塩分、カリウムの制限が必要ですが、症状が進むと尿毒症になるおそれがあるため、血液透析《とうせき》が必要となります。

急性腎不全は、腎炎、心不全、脱水症、敗血症、薬物の副作用などが原因で起こります。上下肢にむくみが急に現れ、だるさ、食欲不振、尿量の減少などの症状が出ます。1日の尿量が500mL以下になることがあるので、尿量の変化を注意深く観察することが必要です。

前立腺《ぜんりつせん》肥大《ひだい》 ▶ 前立腺が肥大して排尿しにくくなる

前立腺の内側の部分が肥大する病気です。前立腺が肥大すると尿道が圧迫されて尿道抵抗が高まり、尿の勢いが悪くなります。また頻《ひん》

尿《にょう》、尿意切迫感、夜間頻尿などが起こります。さらに進行すると尿がまったく出なくなる尿閉が起こることがあります。

尿路結石《にょうろけっせき》 ▶ 差し込むような激しい痛みがある

尿の通り道である腎杯《じんぱい》、腎盂《じんう》、尿管、膀胱《ぼうこう》、尿道を尿路といいます。この尿路に結石ができる病気です。尿の流れが悪くなり、腎機能の低下や尿路感染症を起こすこともあります。

差し込むような激しい痛みが特徴で、結石のある部位によって、腰や下腹部が痛むこともあります。

覚えておきたい

慢性に経過するすべての腎臓病を指す慢性腎臓病（CKD）は、高血圧、糖尿病などの生活習慣病やメタボリックシンドロームとの関連が深く、誰もがかかる可能性がある。CKDがあると、脳卒中や狭心症《きょうしんしょう》・心筋梗塞《しんきんこうそく》、腎不全のリスクが上がるため、早期発見・早期治療によって腎機能を低下させないことが何よりも重要だが、初期は自覚症状がほとんどなく、気がついたときには手遅れのことも多い。
定期的な健康診断を続けることが早期発見につながるが、尿をよく観察して朝一番の尿が赤っぽい、泡立つ、いつもはいている靴がきついなどの症状がないか、普段から注意が必要。

高齢者に起こりやすい疾患

その他の疾患

そのほかにも高齢者に多くみられる疾患があります。介護者が普段から注意深く観察していれば、防ぐことができる疾患もあるのでよく理解しておきましょう。

褥瘡《じょくそう》 ▶ 皮膚の組織が死んでしまう

いわゆる「床ずれ」で、長時間同じ姿勢による圧迫やずれ、湿潤などの原因で、皮膚、皮下脂肪組織、筋肉への血流が途絶え、これらの組織が死んでしまった状態です。低栄養状態や低アルブミン血症、貧血の改善を行いますが、予防のほうが重要で、栄養バランスのとれた食事、適切な体位変換、陰部などの清潔を心がけます。

貧血《ひんけつ》 ▶ めまいや息切れなどが起こる

血液中の赤血球数、またはヘモグロビン濃度が低下した状態です。酸素の供給が不十分になるため、めまい、息切れ、頭痛、疲れやすいなどの症状が出ます。

高齢者に多い貧血には鉄欠乏性貧血があります。鉄欠乏性貧血の治療には鉄剤を投与するとともに、食事でレバー、肉、ほうれんそう、ひじきなど、鉄を多く含む食品を積極的にとります。鉄だけでなく、一緒にタンパク質とビタミンCをとることが大切です。

帯状疱疹《たいじょうほうしん》 ▶ ピリピリと痛む水疱《すいほう》ができる

体の神経節に隠れていた水ぼうそうのウイルスが、加齢により免疫力が落ちたときに活動を再開して起こる病気です。神経に沿って帯状に水疱やただれが起きて、ピリピリと痛みます。この症状は、胸から背中、腹部などのほか、顔や手、足にも現れ、３週間～１カ月で治まります。水疱には感染性があるので、触れないようにします。

熱中症《ねっちゅうしょう》 ▶ 体温調節機能が低下している高齢者は要注意

体温調節機能を超える高温環境で体内の熱を放出できずにいると、循環器、筋肉、脳神経、腎臓などに障害が起こります。とくに体温調節機能が低下している高齢者は熱中症になりやすく、死に至ることもあるので注意が必要です。熱中症は、湿度が高い、風が弱い、日差しが強いなどの環境でも起こりやすくなります。とくに暑い季節は、こまめに水分補給する、帽子をかぶる、冷房や除湿機、扇風機などを利用するなどの予防策が必要です。

老年性《ろうねんせい》うつ病《びょう》 ▶ 認知症と間違えられることもある

老年性うつ病は、若い人のうつ病と比べて抑うつ症状が緩やかで、体の不調を訴える傾向が強くなります。活気がない、不安げな様子をみせる、焦燥《しょうそう》感が募る、妄想などの症状が出るために、認知症と間違われ、知らないうちに病気が進行してしまうこともあります。

50音順さくいん

太文字…急変の症状

サ行

ハ行

マ行

ヤ行

ラ行

ワ行

●編著者　大瀧厚子（おおたき・あつこ）
看護師・保健師・介護支援専門員

新潟県生まれ。慶應義塾大学病院内科病棟勤務を経て、新潟の地域病院に勤務。老人保健施設、居宅介護支援事務所に勤務後、平成 14 年、特別養護老人ホーム施設長に就任。現在は介護アドバイザーとして活躍するほか、新潟医療福祉大学非常勤講師を務める。『介護職のための医学知識ハンドブック』（関西看護出版）など著書多数。

介護で役立つ早引き急変対応マニュアル

2013年8月30日　初版第1刷発行
2015年10月1日　　　第2刷発行

編著者　大瀧厚子
発行者　澤井聖一

発行所　株式会社エクスナレッジ
〒106-0032
東京都港区六本木7-2-26
http://www.xknowledge.co.jp/

問合せ先　編集 Tel 03-3403-1609
Fax03-3403-1875
info@xknowledge.co.jp
販売 Tel 03-3403-1321
Fax 03-3403-1829